HERMIPPUS REDIVIVUS,

OU LE TRIOMPHE DU SAGE.

HERMIPPUS REDIVIVUS,

OU LE TRIOMPHE DU SAGE,

SUR

LA VIEILLESSE ET LE TOMBEAU;

CONTENANT une méthode pour prolonger la vie & la vigueur de l'homme;

TRADUCTION de l'Anglois, d'après le Docteur COHAUSEN, & la seconde Édition de Londres.

Par M. DE LA PLACE.

Vieillards, apprenez à jouir;
Jeunes, apprenez à vieillir.

TOME SECOND.

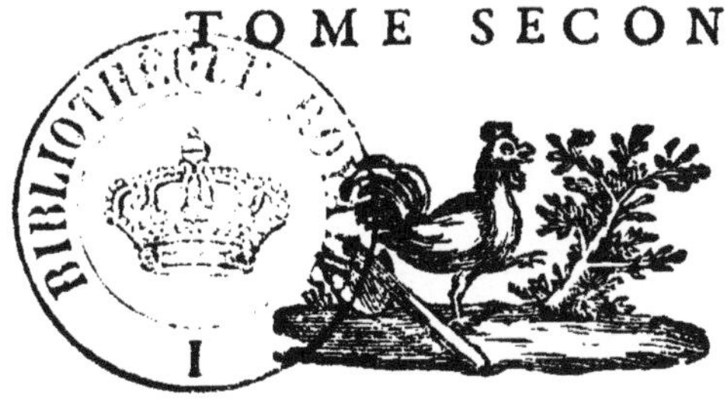

A BRUXELLES,

Et se trouve à PARIS,

Chez MARADAN, Libraire, rue Saint-André-des-Arcs, à l'Hôtel de Château-Vieux.

1789.

HERMIPPUS REDIVIVUS,

OU

LE TRIOMPHE DU SAGE.

ON ne peut voir ſans étonnement, pour peu qu'on réfléchiſſe, à quoi la curioſité des hommes eſt communément employée ! Nous viſitons avec empreſſement de beaux Palais, de beaux Jardins, de rares & fameuſes collections de tous les genres ; nous nous en occupons même au point d'être en état, après longues années, de pouvoir ſatisfaire la curioſité d'autrui, tant ſur l'étendue de ces ſuperbes édifices, ſur les avantages de leur ſituation, ſur la façon dont les appartemens ſont diſtribués, ſur la magnificence de leurs ameublemens, & de tous les chef-d'œuvres, tant en peinture qu'en ſculpture dont ils ſont décorés, que ſur les moindres détails qui ont paru dignes d'occuper notre attention ; mais combien peu de gens ſont capables de porter leur curioſité ſur leur propre individu, ne fût-ce que juſqu'au point d'en connoître un peu paſſablement la ſtructure, la diſpoſition des différentes parties qui le compoſent, & de la relation qu'elles ont mutuellement les unes avec les autres ! La curioſité, ſans doute, eſt une des plus nobles facultés de l'ame ; mais n'eſt-il pas bien ſurprenant qu'elle ait l'air de ſe plaire à s'exercer ſur toutes choſes, excepté ſur celle qui devroit être la plus eſſentielle & la plus digne objet de ſon attention, c'eſt-à-dire ſur nous-mêmes ? Que tel qui eſt jeune & riche héritier, auſſi chargé d'argent que léger d'eſprit, qui ſe hâte de quitter ſa patrie, (qu'à peine connoît-il !) pour aller chercher au loin, & ſouvent aux riſques de la vie, des connoiſſances étrangeres, ſans penſer combien ſon tems & ſes talens ſeroient bien plus utilement employés, en commençant par ſe mettre au fait des titres en vertu deſquels il jouit de ſes poſſeſſions, & de conſtater le véritable état de ſa fortune, par un inventaire exact des différens effets qui en compoſent la maſſe : & c'eſt preſque toujours faute de ce préliminaire important, que ſemblable à ce jeune & prodigue voyageur, que cette curioſité frivole, après s'être occupée d'objets auſſi frivoles qu'elle-même, ramene ſa victime achever dans ſa patrie une carriere, auſſi pauvre que juſtement mépriſée! La ſanté, jointe au bonheur, ſont, ſans contredit, les deux objets les plus vraiment intéreſſans pour l'homme ; nous les ſouhaitons naturellement à nos amis, & les deſirons pour nous-mêmes ; nous en parlons avec tranſport ; & c'eſt pourtant bien rarement que nous les cherchons comme nous devrions les chercher (1).

(1) Nous pouvons aiſément nous convaincre de la vérité de ce que dit ici l'Auteur, pour peu que nous jettions les

Nous n'avons pas encore dit un mot ſur les animaux, dont la vie eſt d'une durée extraordinaire, quoique notre célébre & ſavant Chancelier *Bacon* ait fort inſiſté ſur cet article. *Apollonius*, ſi nous en devons croire l'Auteur de ſa vie, découvrit, ſur le Mont *Caucaſe*, un ſecret fort ſurprenant, eu égard à l'Hiſtoire. Il y vit (dit-il) une eſpece de ſinges, qui vivoient des fruits d'un arbre tel que celui qui produit le poivre, & ces mêmes ſinges ſervoient de pâture à de vieux lions, dont ils renouvelloient les forces, & pour-

---

yeux ſur les prodigieux progrès qu'ont fait, depuis environ deux ſiécles, l'Aſtronomie & la Phyſique. Mais ce qu'il a principalement en vue, c'eſt d'engager le Lecteur à remarquer combien peu de peine prend la rivalité des hommes, même de ceux qui veulent être regardés comme initiés dans la ſcience de l'économie humaine, pour ſe rendre capables des ſoins qu'exige, ou peut exiger, leur propre conſervation. Ceci ſans doute n'eſt que trop commun. Mais il n'eſt pourtant pas inutile d'ajouter, que tout homme, à quarante ans, eſt, ou un ſot, ou un Phyſicien, c'eſt-à-dire, eu égard à ce qui le touche lui-même; mais qu'on pourroit gager, avec la certitude de gagner, que la majorité dans nos premiers l'emporteroit éminemment ſur les autres.

ainſi-dire, les rajeuniſſoient (1). Je dois avouer que je regarde ce fait comme plus allégorique qu'en effet hiſtorique, & que je crois pouvoir l'interpréter de la façon ſuivante : c'eſt-à-dire que les eſprits ſublimes & ambitieux excedent les forces de leurs corps, au point de les conduire plus rapidement que les autres hommes à une vieilleſſe prématurée ; à moins que ces efforts ne ſoient prévenus par les diverſions amuſantes qu'ils peuvent aiſément rencontrer dans la compagnie des gens auſſi ſinguliers que divertiſſans, par des ſinges nourris d'épiceries, ou d'une gaité piquante. C'eſt ainſi que le grand *Scipion* s'amuſoit dans la compagnie de *Terence*, & qu'*Auguſte* attiroit auprès de lui les plus beaux eſprits de Rome. Que le Cardinal de *Richelieu*, épuiſé ſous le poids d'un Miniſtere difficile, avoit de tems en tems beſoin des ſaillies & des bouffonneries de l'Abbé *Boiſrobert*, *ainſi que des*

(1) *Philoſtrat.* in vitâ *Apollon. Thyan.* l. 4. c. 1.

jeux, des légeres gambades, & des plaisantes culbutes de ses petits chats (1). Que *Louis XIV*, aussi délicat dans ses amusemens que grand dans ses conseils, fit éclater autant de jugement en applaudissant à une bonne Comédie de *Moliere*, qu'à un bon projet de *Louvois*. Nous ne devons, par conséquent, jamais prendre à la lettre ce que nous lisons dans les Anciens, eu égard aux Histoires, aussi étranges qu'incroyables, que nous pourrions y rencontrer. Mais revenons à notre sujet, concernant la *longévité* ou longue vie des animaux.

Il est certain que l'aigle arrive à un grand âge, & qu'il conserve, à-peu-près, pendant toute sa vie, cette prodigieuse force qui le distingue de tous les autres oiseaux. Nous savons aussi qu'il renouvelle tous les ans son plumage, & qu'il n'est pas aisé de concevoir comment cela se peut faire, sans un changement total

(1) Ceci est ajouté par le Traducteur.

dans les fucs ou les liquides. Le cerf eft encore un autre animal qui vit long-tems, mais fi long-tems, que j'ai grande peine à croire à tout le merveilleux qu'on en débite. Auffi n'en fais-je mention que pour obferver qu'il renouvelle annuellement fon bois, ce qui eft une autre preuve du renouvellement des fucs animaux. Mais ceci eft encore plus vifible dans la vipère, qui dans le printems change régulierement de robe, & reparoît auffi jeune que l'année précédente.

Si l'aigle, le cerf & la vipère n'étoient pas auffi connus dans tous les climats, je ne faurois douter que les faits que je viens de rapporter, ne paruffent très-fabuleux aux yeux de bien des gens; mais attendu qu'ils fe paffent immédiament fous les nôtres, nous nous trouvons forcés de les regarder comme vrais.

Mais quel ufage avons-nous fait de ces grandes vérités? Qui peut déduire les raifons qui peut affigner les caufes pour lefquelles ces animaux vivent plus long-tems que tant d'autres ? Et comment ſe peut-il que la nature, par une prédilection particuliere, leur accorde le précieux privilége de rajeunir annuellement ainſi (1) ?

On prétend que c'eſt des animaux que nous avons appris la médecine ; que les chiens nous ont enſeigné l'uſage de l'émétique, & les cigognes, celui des lavemens. S'ils font nos inſtitutions dans ces formes inférieures de la médecine, pourquoi rougirions-nous de leurs inſtructions dans cette bien plus ſublime partie de la ſcience ? Ce ne ſont pas uniquement les ſeuls habitans de la terre & des airs qui aillent juſqu'à un auſſi grand âge ; ceux qui vivent dans les eaux, paroiſſent avoir une portion de vie encore plus étendue. Parmi le nombre de preuves que j'en pourrois donner, je me borne à celle-ci, comme à l'une des mieux atteſtées.

En l'an 1497, dans un étang, dans

(1) *Aldrovand.* Orat. Theolog. *Geſner.* de Avibus, l. 3. *Ariſtot.* de Animalibus.

la *Suabe*, près de *Huilprin* en *Allemagne*, on prit une carpe d'une prodigieuſe grandeur, qui dans ſon oreille avoit une bague de cuivre, autour de laquelle étoient gravés ces mots latins : *Je ſuis le premier poiſſon qui ait été mis dans cet étang par les mains de Frédérick II, Gouverneur du Monde, le 5 d'Octobre de l'an* 1230.

Cette carpe ſembloit, par conſéquent, avoir vécu 254 années, & probablement eût pu vivre plus long-tems encore ſi on l'eût rejettée dans ſon étang. Ce n'eſt pas que j'imagine qu'on puiſſe tirer un grand parti d'un exemple de cette eſpece, attendu que les poiſſons vivent dans un autre *medium* que le nôtre, & paroiſſent avoir leur vie réglée par d'autres loix que celle des autres animaux (1). Mais ce que nous pouvons dire d'eux, c'eſt que ſi, comme l'aigle, ils ne renouvellent pas leur vigueur, ils ſemblent pourtant ne jamais

(1) *Jonſton.* Hiſt. natur.

vieillir, ou pour m'exprimer plus clairement, chez eux l'âge est exempt d'infirmités. Les pattes cassées de l'*écrevisse*, ainsi que du *houmar*, se renouvellent en se guérissant, ce qui devroit nous paroître bien étrange ; & l'on paroît aujourd hui presque généralement d'accord pour croire que la plupart d.s poissons croissent toujours aussi long-tems qu'ils vivent : ce dont, si tant est que la chose soit vraie, il est assez difficile de nous rendre rraison.

Ce que je prétends uniquement inférer de toutes ces remarques, c'est que la nature nous fournit un grand nombre d'exemples de ce que nous cherchons, c'est-à-dire une longue vie, & la conservation de nos forces. Que nous en voyons journellement des preuves dans les bêtes, dans les poissons, même dans les reptiles; cependant que nous en restons tranquilles spectateurs, & comme très-convaincus que les infirmités du vieil âge, & qu'une mort prématurée, sont par les loix de la nature le partage de l'homme ſeul. Mais quelle en ſeroit la juſtice ? Sur quoi ſeroit-elle fondée ? ſur-tout, pour peu que nous conſidérions que la chair de pluſieurs de ces animaux, doués d'une longue vie, a des qualités étonnamment reſtaurantes ? Nous n'ignorons pourtant pas plus tous les effets ſurprenans qu'ont produit les ſucs de la vipere, non plus que ceux qu'on a vu naître de l'uſage du poiſſon pour la nourriture habituelle de bien des perſonnes ; que l'os & la moële du cœur de cerf ſoient regardés comme un puiſſant cordial ; & la raiſon en eſt aſſez ſinguliere, pour que je me plaiſe à la rapporter (1).

Cet os eſt la plus forte preuve de la *longévité* du cerf, car il n'eſt rien autre choſe que la racine de la *aorte*, ou grand

(1) L'os ou moële du cœur de cerf entre dans toutes les recettes du moine *Bacon*, ainſi que dans toutes de celles que nous connoiſſons des Médecins *Arabes* ; & attendu qu'ils les ont tirées des anciens Auteurs *Grecs*, nous voyons que ce remede eſt de la plus grande antiquité.

artère, que de longues féries d'années font parvenus à offifier. Dès-là, quel tort n'avons-nous pas d'imaginer que la nature ait porté fur nous une condamnation auffi dure qu'injufte, quand les regiftres de l'expérience, (fi l'on peut s'exprimer ainfi), prouvent directement le contraire, & quand nous voyons pleinement que les fommes des longues vies fe trouvent dans les créatures vivantes. Mais nous nous foumettons à cette cruelle fentence, & la mettons à exécution nous-mêmes! Nous nous réfignons, quoique plus ou moins défolés, à ce que nous prétendons être une calamité commune, & préférons le defir de tirer le meilleur parti poffible de fa courte durée, à la fatigue apparente de l'étude & des moyens par lefquels elle pourroit être prolongée!

J'avois prefque oublié une objection qui a été plus d'une fois mife en avant, en parlant d'une prétendue loi de la nature, relativement aux animaux quelconques: c'eft-à-dire que le terme de la vie eſt irrévocablement fixé, & pour la plupart d'entre eux, à un période très-court. Le grand *Bacon* même s'eſt efforcé de prouver la réalité de ce ſyſtême, mais dans une autre vue bien plus eſtimable que celle d'appuyer une telle objection. Quoi qu'il en ſoit, je doute fort pourtant qu'il ſoit en effet aucune loi de cette eſpece, & aſſez immuable pour que nul d'entre les animaux ne puiſſe parvenir à la tranſgreſſer. Ne prétend-t-on point, par exemple, que l'âge du cheval, (j'entends ſon plus grand âge) eſt de vingt à vingt-quatre ans? L'Hiſtoire, cependant, nous fournit plus d'une preuve du contraire : je me contenterai d'en citer une. *Mézeray* rapporte que certain Duc de *Gaſcogne* rendit hommage au Roi de *Bourgogne*, ſur un cheval auquel on donnoit cent ans, & qui pourtant étoit encore fougueux (1). Or, dans ce cas, que devient l'objection ? Quelques animaux

(1) Hiſtoire abrégée de France, tom. I, pag. 401.

vont jusqu'à dix, d'autres, (ainsi qu'on en convient) vont au-delà de cent ans. Mais, qu'a ceci de commun avec la vie de l'homme ? Pourquoi seroit-ce une preuve que notre terme soit fixé à quatre-vingt, & qu'il soit hors de notre puissance de vivre aussi long-tems que les cerfs & les aigles ? On peut répondre, il est vrai, qu'il est une certaine gradation dans ces différentes périodes, & même que si chaque animal a son terme assigné ; il en est de même de l'homme. Mais nous avons déja prouvé le contraire dans toutes les formes d'argumens qui ayent été jusqu'aujourd'hui inventées ; nous les avons tirées des Livres saints, de la raison & de l'expérience ; & si cela ne suffit pas encore pour détruire une opinion uniquement fondée sur la fantaisie, laissons à ceux qui s'en montreront encore jaloux le plaisir d'en jouir ; quant à moi, ma croyance se réduit tout simplement à dire : *Si nous cherchons, nous pourrons trouver ; si nous heurtons, on pourra nous ouvrir.* Et ce qui me porte à le dire, c'eſt que j'en ai vu l'expérience dans plus d'un cas, où les hommes ceſſant d'agir d'après leurs propres ſentimens, avoient pleinement réuſſi, en ſuivant de près la nature. Eh ! quelles précieuſes découvertes la Philoſophie *Newtonienne* n'a-t-elle pas faites, & qui euſſent toujours reſtées cachées aux yeux des hommes, s'ils euſſent continué de ſuivre les viſions de *Deſcartes ?* Combien n'eſt pas plus ſûre l'Aſtronomie de nos jours, que celle de nos ancêtres ? Il eſt pourtant encore des hommes qui prétendent que toutes ces découvertes ſont uniquement d'anciennes vérités perdues & retrouvées !... A la bonne-heure, Meſſieurs les critiques ! N'en retournons pas avec moins de zele à la découverte de cette vérité, qui fut connue à *Hermippus*, & depuis ſi long-tems perdue pour nous.

Si, après tout ce qui a été dit ſur ce ſujet, il reſtoit encore quelques doutes dans l'eſprit du Lecteur, nous allons employer tous nos efforts pour tâcher de les détruire, tant pour sa propre satisfaction, que pour (après tant de précautions prises de notre part) nous puissions ne pas nous voir trompé dans notre attente, en n'envisageant de sa part cette dissertation que comme un amusement littéraire, tandis que notre intention n'est autre que celle de lui offrir un discours aussi sérieux que vraiment utile, quant au but que nous nous proposons d'atteindre.

Les Anciens qui paroissent s'être livrés à l'étude de cette matiere avec la plus grande assiduité, & dont les opinions, généralement parlant, après un mûr examen, ne sont pas regardées comme absurdes par les Modernes, observent, relativement aux causes qui peuvent conduire au vieil âge, qu'il en est trois principales : 1°. l'air dont nous sommes environnés, qui absorbe l'humide radical, naturel à l'homme, en même-tems que sa chaleur innée la consume, comme la subsistance nécessaire sur laquelle est assignée la flamme de la vie.

vie. 2°. Le travail & le mouvement du corps, qui de même, consomme cette humidité aërienne, qui est aussi nécessaire à la santé qu'à la vie. Et enfin les passions de l'esprit qui, conformément au sentiment du savant *Avicenne*, ont une bien plus grande influence que les deux autres causes ensemble ; ce qui paroîtra très-raisonnable, si nous considérons combien est forte la commotion qui se trouve entre les passions de l'esprit & le mouvement continuel des esprits animaux ; ce qui principalement est remarquable dans l'état de démence, quand nous comparons les circonstances qui l'accompagnent, comme maladie de l'esprit, avec celles par lesquelles elle paroît également une maladie du corps.

Ceux pour qui cette espece de philosophie mystérieuse est étrangere, & qui étoit encore en très-grand crédit chez le vulgaire des savans du dernier âge, est aujourd'hui presque dégradée chez les mêmes gens ; & qui par ceux qui ne recherchent que la vérité, ſans ſe repaître d'opinions, eſt encore eſtimée. Cette philoſophie, dis-je, nous apprend qu'il eſt une grande correſpondance entre le corps de la terre & celui de l'homme, d'où les Patrons de cette doctrine avoient coutume d'appeller le dernier, le *petit Monde.* Quoiqu'il paroiſſe aujourd'hui quelque choſe d'aſſez fantaſque dans les façons de traiter cette matiere, cette opinion en elle-même n'en eſt pas moins juſte; & celui qui l'examinera ſoigneuſement, trouvera que les loix générales de l'Univers ſont également les loix particulieres des différentes eſpeces de corps que le premier renferme; d'où l'on a conclu, que de même que l'homme ſouffre juſqu'à ſa deſtruction, par le défaut d'humide naturel, de même il eſt plus que probable que c'eſt auſſi le cas où ſe trouve le monde, vu qu'il pourroit du moins être, s'il ſe trouvoit deſtitué de ſecours étrangers. Auſſi le judicieux Sir *Iſaac Newton* ſuppoſe-t-il qu'il en reçoit de la queue des cometes, dont les vapeurs, à ce qu'il imagine, communiquent pour ce ſujet avec notre atmoſphere (1).

On pourra je crois convenir, que c'eſt ici auſſi raiſonnablement que probablement répondre à ce qui, durant pluſieurs ſiecles, a donné tant d'exercice à l'entendement humain; & que ſi une méthode auſſi ſurprenante que celle-ci eſt néceſſaire pour ſuppléer à l'humide qui manque ou manqueroit à la terre, pourquoi devroit-il donc paroître étrange qu'une nouvelle, & en quelque façon inaccoutumée maniere, pût ſe trouver la meilleure pour ſubvenir à ce manque d'humide, ſi également néceſſaire au bien-être du corps humain? L'Univers eſt ſous la direction & prévoyance ſpéciale d'un Créateur infiniment ſage; mais les corps des hommes ſont, à cet égard, laiſſés à leurs propres ſoins. Or ſi les ſecours propres à les ſoutenir ſont à leur portée, & ſi leurs facultés

---

(1) Philoſoph. naturel. Princip. Mathém. l. 3.

ſont aſſez fortes pour les découvrir & en faire l'uſage convenable, avons-nous quelques droits de nous plaindre de ce que le ſecret de prolonger nos jours ne nous ait pas été réſervé, tandis que l'art de faire ou *boulanger* le pain, de fondre les minéraux, ainſi que de raffiner les métaux, & tant d'autres ſecrets de l'art, n'ont pas été révélés à nos ancêtres dès les premiers âges du Monde, mais réſervés comme une récompenſe dûe à l'induſtrie & à la ſagacité humaine ? Ce qui compoſe les facultés de l'eſprit de l'homme, ainſi que la ſtructure de ſon corps, ſont également de nature à ne lui laiſſer aucun lieu de ſe plaindre, ſi ce n'eſt de lui même; & ſes reproches envers la Providence, ſont à la fois auſſi impies que ridicules. Il eſt abſolument en ſon pouvoir d'être auſſi tranquille qu'heureux, pour peu qu'il veuille l'être; la ſanté dépendra toujours de la tempérance conſtamment pratiquée, comme l'atteſte *Galien* & tant d'autres, & pourra les conduire, ſans être en butte aux maladies chroniques, juſqu'au-delà de la centieme année. L'opulence n'eſt pas le partage de tout le monde; mais tout le monde a toujours ſous la main un bien plus précieux tréſor, c'eſt-à-dire le contentement perſonnel. Si à ce vrai bonheur il pouvoit ajouter la prolongation de ſes jours, pourquoi donc, (ſi conformément à notre hypothèſe, il ne s'agit que de trouver un ſupplément convenable à l'humide aërien) pourquoi dédaigneroit-il de s'en occuper un peu ſérieuſement?

Mais aujourd'hui que nous avons ce qu'on appelle vulgairement en françois, *la balle à la main*, & que rien ne peut nous empêcher de nous débarraſſer nous-même de ce cruel labyrinthe de doutes, concernant la méthode la plus propre à nous acquérir le ſalutaire ſupplément dont il s'agit, que ſans notre propre négligence & notre manque d'attention ſur nous-mêmes, nous devrions ne jamais oublier que le chaud & l'humide ſont dès notre origine les principes de la vie humaine, tâchons donc d'y penſer un peu mûrement, & de découvrir d'où ces mêmes principes ſont nés. Nous trouvons, je crois, peu de difficultés à nous convaincre que le chaud dérive du mâle par l'humide de la femelle. Il eſt pourtant, je crois, auſſi inutile que peu convenable, qu'en partant de-là, j'entreprenne dans un Ouvrage tel que celui-ci un traité de la génération ; & qu'il ſuffit que je faſſe obſerver à mes Lecteurs, que de la dilatation qu'occaſionne le fœtus dans la matrice, exige à tous égards un extrême degré d'humide, & qu'il y dérive entierement de la part de la mère. Que la croiſſance de l'enfant eſt ſingulierement prompte, & n'eſt dûe qu'à la force de la flamme vitale, très-conſtant ſupplément de l'humide convenable, & à ſe trouver à l'abri des accidens dont j'ai déja parlé, c'eſt-à-dire de l'action de l'air extérieur, des mouvemens du corps, ainſi que des paſſions de l'eſprit. Ceci, j'oſe le préſumer, eſt aſſez clair pour qu'il ſoit poſſible à l'homme, pour peu qu'il ſoit inſtruit, de n'en pas ſentir l'évidence ; c'eſt pourquoi je paſſe au ſecond période de la vie, pour examiner la méthode qui ſuit en ce cas la nature. Dans l'enfance, il ſe trouve pareillement une grande & néceſſaire proviſion de cette matiere humide, non-ſeulement ſuffiſante pour aider à remplir les fonctions ordinaires de la vie animale, mais encore pour faciliter la croiſſance de l'enfant, & ceci procede encore de la mere. La nature l'a pourvue de deux mamelles avec du lait, qui, ſans contredit, eſt l'aliment le plus convenable, qu'en pareille circonſtance le corps humain puiſſe recevoir. Et que dans le très-vieil âge, lorſque le corps, pour la ſeconde fois, ſe trouve réduit à la foibleſſe de l'enfance, le lait, & ſur-tout celui de femme, eſt regardé comme très-ſalutaire, ainſi que dans le cas de la conſomption, comme un reſtaurant admirable. D'où je penſe qu'il résulte pleinement que l'humide radical, si nécessaire pour suppléer la flammé de la vie, & pour la conserver non-seulement active, mais vigoureuse, doit être cherché dans la femme. Je prévois pourtant une grande objection qui pourroit m'être faite : c'est-à-dire, que je n'insiste pas sur la respiration ou les émanations de la femme, mais sur celles des Vierges. Pesez pourtant bien ce que j'ai déja dit sur ce sujet, & vous trouverez que tout ce que j'ai cru devoir avancer à cet égard, est on ne sauroit plus concluant.

La nourriture de l'enfant à naître, ainsi que de celui qui est au sein de sa mère, est une nourriture qui n'est nullement convenable à une personne âgée ; de-là j'approuve fort ce que *Bacon* rapporte des Physiciens *Arabes*, qui prétendent que le lait n'est pas salutaire aux vieillards. Ceci n'empêche pourtant pas qu'il ne le soit lorsqu'un homme se trouve à certain degré d'épuisement ; car telle chose peut ranimer une flamme mourante, qui ne seroit d'aucun secours à une lampe dans sa situation ordinaire. Touchant au dernier terme de la vie, l'homme étant aussi maîgre que desséché, le lait alors peut encore, à certain point, le soutenir. Mais comme il est une grande différence entre le dépérissement naturel & graduel du corps humain, & celui qui naît de ce que les Médecins appellent la consomption, il doit par conséquent être une grande différence dans leur cure; & c'est ainsi, qu'en parlant d'après les principes aussi sûrs qu'évidens, j'ai établi les fondemens raisonnables de cette proposition : » Que » l'haleine & l'insensible perspiration de » jeunes vierges, aussi pures que saines, » peuvent être très-salutaires aux vieilles » gens, & pourroit, probablement, être » un moyen de les garantir des infirmi- » tés, trop communément attachées à la » vieillesse. » Il importe donc assez peu maintenant de savoir si l'inscription d'où je suis parti, est ou fondée ou non sur la vérité ; non plus qu'il n'eſt requis de croire que j'aie exactement réuſſi dans la découverte de la méthode dont *Hermippus* peut avoir fait uſage. Le ſeul point de la queſtion conſiſte maintenant à ſavoir, ſi la façon dont j'ai tâché d'en établir le ſens ne s'écarte pas plus de ce qu'inſpire la raiſon, que des loix connues de la nature ; & c'eſt maintenant de quoi le Lecteur eſt en état de juger par lui-même. Mais avant qu'il prononce ſur ce ſujet, il eſt une autre ſorte d'évidence à laquelle nous devons tendre, & qu'en faveur de la vérité je me hâte de produire.

Il eſt deux ſortes de gens qui ſeroient particulièrement intéreſſés à décrier cette doctrine, en la ſuppoſant deſtructive de la leur, à laquelle ils ſont prodigieuſement, & peut-être irraiſonnablement attachés : j'entends les Aſtrologues & les Philoſophes hermétiques. Je vais donc examiner ce que les uns & les autres pourront y objecter, plus pour l'amuſement

& la satisfaction du Lecteur, que pour la conviction de la partie la plus sage de ce monde, qui sait déja trop bien apprécier ce qu'on doit de crédit à ces prétendus *Virtuoses ;* après quoi je me hâterai d'en venir à une conclusion, en partant de l'assurance que rien de plus ne peut être nécessaire pour établir la probabilité de ma méthode proposée, tant pour conserver la santé & la vie, que pour préserver nos corps des infirmités du vieil âge, autant que leurs constitutions pourront le permettre.

Les protecteurs modernes de l'Astrologie judiciaire, car il paroît qu'il en est encore, prétendront sans doute que cette opinion d'*Hermippus* n'étoit au fond qu'une vraie chimère ; & que s'il est réellement parvenu jusqu'à un très-vieil âge, ce n'étoit pas avec le secours dont nous avons parlé, mais de l'heureuse disposition des Astres qui présidèrent au moment de sa naissance. Il est pourtant heureux pour moi qu'ils soient hors d'état de prouver la ſolidité de cette objection, attendu que je préſume, quelque ſoit leur ſcience, qu'elle puiſſe aller juſqu'au point d'aſſeoir aucune eſpèce de plan ſur l'inſtant de la nativité de ce vieillard. Je ſais qu'ils peuvent propoſer en leur faveur l'autorité de *S. Thomas d'Aquin* (1). Je n'ignore pas non plus qu'ils ſont en état de produire quelques exemples ſinguliers de la vérification de prédictions aſtrologiques, ſpécialement de celles de *Baſiles*, qui fut ſi fameux à *Florence*, ainſi que de *la Broſſe*, à Paris, qui furent notoirement aſſez heureux en prédiſant les évènemens futurs, pour que nous ayons vu leurs prédictions recueillies par de très-bons Hiſtoriens.

Le premier prédit à *Coſme de Médicis*, alors ſimple citoyen de *Florence*, qu'il atteindroit à quelque très-haute dignité,

(1) Voici, entre autres, un paſſage bien étrange qui ſe trouve dans ſes Ecrits : *Qui ſciret virtutes cœlorum, & ſtellarum dùm res aliqua naſcitur, poſſet judicare de naturâ rei, licet hoc neceſſitatem non imponet, & poſſet impediri per accidens.* **D. Thom** Secundo, de Generatione.

d'autant que l'aſcendant de ſa nativité étoit orné des mêmes aſpects propices, dont ceux des Empereurs *Auguſte* & *Charles-Quint* l'avoient été; ce qui ſe trouva vérifié lorſque *Coſme* ſe vit élu Grand-Duc de *Toſcane*, dans le mois de Janvier 1434 (1). Ce même fameux Aſtronome grec a prédit avec le même ſuccès la mort du Prince *Aléxandre de Médicis*, & même avec aſſez de confiance, pour peindre l'homme par la main duquel il devoit mourir, & qu'il affirmoit être le plus intime ami du Prince : c'eſt-à-dire un homme d'une complexion délicate, d'un très-petit viſage, d'un teint baſané, & qui par ſon caractère, auſſi ſilencieux que réſervé, étoit regardé comme preſque inſociable par tous les autres courtiſans. Rien ne pouvoit en effet mieux déſigner *Laurent de Médicis*, qui bravant à la fois les loix du ſang & de l'hoſpitalité, maſſacra le Prince *Aléxandre*, dans ſa

(1) *Dinath.* memorab. l. 6. p. 390.

propre chambre à coucher, en l'année 1537 (1). Le malheur est, qu'au tems dont il s'agit, ces prétendus sages étoient fortement soupçonnés d'avoir une méthode bien plus sûre pour pénétrer dans le secret des conspirations, que celle de leurs calculs astrologiques ; & je dois avouer que je me sens très-disposé à croire que *Basiles* étoit bien payé par quelqu'un pour prévenir le Prince *Aléxandre* du noir complot de son cousin *Laurent*, & que faute de prudence & de pénétration, il tomba dans un piége, dont autrement il eût pu se garder.

L'exemple que je vais rapporter de *la Brosse*, va plus directement au but, parce qu'il est mieux appuyé ; je le crois même l'une des histoires de ce genre qui soit la mieux constatée. Le Baron, & depuis, le fameux Maréchal de *Biron*, se trouvant engagé dans un duel, qui probablement lui causoit quelqu'inquiétude, se rendit

---

(1) *Jovii*, Elog. p. 320.

chez *la Brossè*, avec le plan des astres qui présidoient à sa naissance, en l'assurant que c'étoit celui d'un de ses amis qui l'avoit prié de le consulter. *La Brosse*, après l'avoir très-attentivement examiné, l'assura que la personne que regardoit ce plan seroit infailliblement un grand homme ; & qu'il pourroit même aller jusqu'à la souveraîneté, sans le *Caput Algal*, en montrant du doigt sur le plan, la tête *du Dragon*. M. *de Biron*, à qui ce terme n'étoit pas connu, après avoir insisté longtems sur une explication plus claire : » Eh » bien, (lui dit *la Brosse*, avec humeur) » en se livrant au desir de devenir Roi, » cet homme fera quelqu'imprudence qui » lui coûtera la tête. » Sur quoi, piqué de cette réponse, le Baron, qui étoit on ne peut pas plus violent, le battit à toute outrance. Ce qui n'empêcha pas que la prédiction n'ait eu, comme on le sait, son effet dans la suite (1).

(1) Invent. gen. de France, par *Do Sarress.* p. 1951.

Il s'eſt répandu dans le monde, que j'avois beaucoup nui à mon ſyſtême (dans l'intervalle d'entre la première & la ſeconde édition de cet Ouvrage) ſur ce que je n'avois probablement pas oſé riſquer, en me déclarant en termes plus prononcés & plus directs contre l'Aſtrologie judiciaire, c'eſt-à-dire ſur ce que je n'avois pas nié formellement qu'elle eût aucuns principes fondés en raiſon, &c. On a même été juſqu'à dire, qu'en partant de-là j'avois ſupprimé une relation qui m'avoit été envoyée, à cauſe de l'embarras dans lequel elle me jettoit. Mais pour prouver à mes Lecteurs combien ces aſſertions ſont haſardées, & à quel point j'aime, ainſi qu'on l'a déja vu plus d'une fois, à aller ce qu'on appelle juſqu'au fond des choſes, & combien j'aime à les mettre au fait de tout ce qui peut être dit, ſoit contre, ſoit pour la queſtion, je vais produire cette même relation, que l'on m'accuſe d'avoir gardée ſecrette, & ce, avec tous les avantages qui peuvent dériver

dériver de la ſcience de l'ingénieux Ecrivain de qui je l'ai reçue, avec une eſpèce de défi d'y répondre.

Antiochus Tibertus étoit un des plus fameux Aſtrologues du quinzième ſiècle; & quoique ſa mort ait été bien malheureuſe, elle n'en rend que d'autant plus ſa mémoire immortelle. Né à *Catena* dans *la Romagne*, il fut amené à Paris, par un certain Officier, & y fit ſes études; après quoi ſe livrant à l'impulſion de ſon génie, il s'appliqua par goût aux ſciences occultes, ou plutôt à toutes les branches de cet art, auſſi ſecret que curieux, généralement connu ſous le nom de *Magie naturelle*. Il le croyoit pourtant décrié, pour avoir été profeſſé par des ignorans & des fripons; & il ſe flattoit de le remettre en crédit, en le décorant de tous les ornemens & les avantages qu'il pouvoit recevoir de la Phyſique, des Mathématiques, de la Philoſophie naturelle, de l'Hiſtoire, ainſi que des Beaux-Arts, dans leſquels il excelloit. Le ſuccès des peines & des ſoins que cette étude lui avoit coûté, ayant ſurpaſſé ſes eſpérances, il quitta Paris, où ſa réputation étoit au plus haut point, pour retourner dans ſa Patrie.

A ſon arrivée dans un pays où cette eſpèce de ſcience étoit alors dans le plus grand crédit, il jugea néceſſaire, pour ſa propre ſûreté, de s'aſſurer les bonnes graces de quelques-uns de ces tyrans ſubalternes, ou petits ſouverains, qui poſſédoient la plupart des villes & territoires de l'Italie, & ne tarda pas à ſe voir cherché par *Pandolphe Malateſta*, Souverain de *Rimini*, auprès duquel il vécut avec autant d'aiſance que d'agrément (1).

(1) Il n'eſt peut-être pas hors de propos de faire obſerver au Lecteur, pourquoi tous ces petits Potentats, auſſi jaloux qu'inquiets les uns à l'égard des autres, faiſoient le plus grand cas de l'art de la divination. C'eſt que lorſque l'eſprit humain ſe trouve abattu juſqu'à certain point ſous le joug aviliſſant de l'eſclavage, il eſt dès-lors aſſez naturellement porté à chercher par toutes ſortes de moyens quel pourra vraiſemblablement être le terme deſiré qui mettra fin aux maux dont il gémit; que les tyrans, d'un autre

Sa réputation s'accrut enfin à un tel degré, tant par les Ouvrages qu'il publia sur les principes de la Chyromancie, de la Physionomie & Pyromancie, que par l'heureux succès de nombre de ses prédictions ; que sa demeure étoit continuellement environnée, soit des visites des personnes les plus distinguées, que de cliens avides de le consulter. De sorte qu'en assez peu de tems, il acquit une assez grande fortune ; & qu'avec l'estime, même l'amitié, des gens du plus haut rang, il jouissoit d'une considération si généralement établie, qu'il avoit droit de se flatter de vivre long-tems heureux. Mais le sort, à ce qu'il semble, en avoit autrement décidé ; & ce qu'il y a de plus

---

côté, toujours esclaves eux-mêmes, dès-là aussi soupçonneux que timides, attendu qu'ils se supposent toujours environnés d'ennemis, sont aussi curieux que puissamment intéressés à apprendre, s'il est possible, d'où leur danger pourra naître, & de quel bras, parmi tous ceux qu'il redoute, il a le plus de raisons de se garer. Car le méchant seul est inquiet de sa destinée, les bons trouvent toujours assez d'occupation dans le soin de régler leur morale.

ſingulier, c'eſt que ſes décrets ne furent point cachés à *Tibertus.* Il établit, en un mot, ſa renommée chez la poſtérité, ſur trois prédictions inconteſtables; l'une concernant ſon plus intime ami, une autre par rapport à lui-même, la troiſième relativement au Prince, ſon patron & ſon protecteur; qui toutes, regardées comme très-improbables dans le tems qu'elles furent faites, & toutes ſans ombre même de vraiſemblance, furent pourtant exactement accomplies. Cet intime ami, dont nous venons de parler, étoit *Guido de Bogni*, l'un des plus grands Capitaines de ſon tems, ainſi que le plus brave des hommes. Il preſſoit ſouvent *Tibertus*, pour qu'il lui révélât le ſecret de ſa deſtinée; & celui-ci, cédant enfin à ſes inſtances, après avoir examiné la main de *Guido*, l'aſſura, quoique avec peine, qu'il ne perdroit la vie que de celle de l'un de ſes meilleurs amis, & en conſéquence d'un ſoupçon mal fondé. Quelque tems après, *Tibertus* ayant calculé ſa propre deſtinée, ne craignit pas de déclarer, qu'il perdroit la tête ſur un échaffaud. Son patron, *Pandolphe de Malateſta*, voulut également ſavoir quel ſeroit ſon ſort, ce dont *Tibertus* auroit bien voulu pouvoir ſe diſpenſer; mais réduit enfin à la néceſſité d'obéir, & ne pouvant ſe réſoudre à nuire à ſa propre réputation, non plus qu'à ſon art même, en lui diſant une fauſſeté, il prédit enfin à ſon patron, que bien qu'il fût le plus riche Prince de l'*Italie*, il mourroit à *Bologne*, dans un hôpital.

Quelque tems après *Guido de Bogni* fut nommé Commandant en Chef de toutes les forces de *Pandolfe de Malateſta*. Sur quoi le Comte de *Bentivoglio*, qui étoit beau père de ce Prince, l'aſſura par lettres, *que d'un loup il avoit fait un Berger*, & que *Bogni*, actuellement intriguant avec le Pape, s'étoit engagé à lui remettre, dès qu'il voudroit, la ville de *Rimini*.

Les tyrans d'Italie n'étoient pas gens

à balancer long-tems en pareil cas. Sur quoi *Malatesta*, que l'intérêt personnel inspiroit, se hâte d'ordonner un grand festin, auquel ayant invité tous ses favoris, notamment *Guido de Bogni* & *Tibertus*; le premier y fut massacré, & *Tibertus*, en qualité de son ami, vivement soupçonné d'avoir eu connoissance de ce complot, fut au même instant chargé de fers, & plongé dans un cul de basse-fosse (1).

On conçoit aisément que notre Astrologue, ayant tout à craindre des suites d'un pareil traitement, n'ait pas manqué de saisir l'occasion de s'en affran-

(1) D'où l'on peut aisément induire, que la haine des tyrans est souvent moins dangereuse que leur amitié; c'est la maxime d'un fameux Philosophe *Chinois*, maxime digne d'être écrite en lettres d'or : *Garde-toi d'être l'obligé d'un méchant !* Cet obligé ne sauroit courir un plus grand hasard, attendu que tôt ou tard il doit le conduire au dilemne suivant : qu'il se trouvera ou forcé de faire une mauvaise action, ou de se voir accusé d'ingratitude. C'est par cette raison que les anciens Philosophes étoient si effrayés des caresses d'un tyran, qu'ils préféroient de vivre dans leur pauvreté vertueuse, au partage des richesses acquises par l'iniquité.

chir. On a dit que le geolier, à la garde duquel il avoit été remis, avoit une fille dont le cœur étoit très-acceſſible à la pitié, & que le malheur de *Tibertus* l'avoit touchée au point qu'elle lui procura les moyens de paſſer dans les foſſés du château, d'où ſa retraite, ou plutôt ſa fuite, ne lui eût pas été difficile. Cependant le Comte de *Bentivoglio* n'ayant pas tardé à découvrir la fauſſeté de l'avis qu'on lui avoit donné concernant *Tibertus*, ne manqua pas d'en faire auſſi-tôt part à ſon gendre, qui ſe trouva fort affecté de cette nouvelle; mais dans l'impoſſibilité de rappeller à la vie ſon infortuné Général *Guido de Bogni*, il ſe hâta de donner ordre que l'on remît en liberté le pauvre *Tibertus*. Le haſard voulut pourtant que les porteurs de cet ordre, étant arrivés vers la nuit à ſa priſon, d'où il venoit de ſortir, l'ayant trouvé dans les foſſés, en donnèrent avis à leur maître; ſur quoi le tyran, en apprenant cette nouvelle, ſentit renaître & redoubler tous ſes ſoupçons ; & ſe rappellant tout-à-coup la prédiction de notre Aſtrologue, qui le menaçoit de la perte de ſa principauté avant ſa mort, il en conclut que le premier avis qu'il avoit reçu de ſon beau-père ne pouvoit être ſans fondement ; & qu'il étoit même plus que probable que *Tibertus* étoit entré contre lui dans quelque ſecret complot. Moyennant quoi, pour ſa tranquillité à cet égard, il ordonna que, dès le lendemain matin, on lui tranchât la tête vis-à-vis la porte de la priſon.

C'eſt ainſi que s'accomplit la ſeconde prédiction, ainſi que la première, c'eſt-à-dire d'une façon ſi étrange, & ſi difficile à concevoir par toute la prudence & la pénétration humaine. Paſſons maintenant à la troiſième, qui ne tarda pas long-tems à être également vérifiée.

Il faut obſerver, que bien que l'avis du Comte de *Bentivoglio* à ſon gendre eût été trouvé faux, relativement à *Guido de Bogni*, il n'exiſtoit pas moins à Rome une conſpiration, dont l'objet étoit de mettre *Rimini* entre les mains du Pape. La preuve en eſt que le Duc de *Valentinois* trouva bientôt le moyen d'y introduire des troupes ; & que pendant la confuſion qu'y cauſoit cet évènement imprévu, le Prince de *Malateſta* fut aſſez heureux pour échapper au vainqueur. Mais qu'après avoir erré quelque tems de ville en ville, toujours pourſuivi par ſon ennemi, & ne trouvant, ainſi que tous les tyrans dans l'infortune, que très-peu d'amis en état de le défendre ; ayant enfin tâché de ſemer la diviſion entre ſes propres enfans, il ſe vit abandonné par eux, conſéquemment de tout le monde, au point qu'étant atteint d'une maladie de langueur à *Bologne*, où perſonne ne daigna ſeulement le loger, il ſe vit contraint de ſe retirer dans un hôpital, où après avoir traîné le reſte de ſa vie dans la peine & le beſoin, il mourut ainſi que *Tibertus* l'avoit prédit.

Telle eſt, en tous points, la relation

que je voulois (dit-on) ſupprimer ; mais j'oſe me flatter que quiconque y voudra penſer mûrement, ne trouvera guère de quoi juſtifier cette ſuppoſition. Il n'eſt rien en effet dans mon ſyſtême qui viſe à vouloir préſerver des étranges coups de fortune de cette eſpèce, ou à garantir l'homme d'un genre de mort violente. De ſorte, qu'à cet égard, nulle de ces hiſtoires, quelqu'atteſtées qu'elles puiſſent être, n'ont aucun trait à tout ce que j'ai cru juſqu'ici devoir avancer. Quant à la ſcience d'Antiochus *Tibertus*, je n'en ſaurois rien dire, excepté qu'elle me ſemble d'autant plus ſingulière, qu'elle a pour objet d'enſeigner aux hommes à connoître par avance les infortunes de leurs ſemblables, ainſi que les leurs mêmes, & de n'indiquer aucune eſpèce de moyens qui puiſſent les mettre à portée de s'en garantir. Je pourrois même ajouter à ceci, pour peu que je fuſſe porté d'inclination à combattre contre les Aſtrologues, que ces ſortes de prédictions ne ſont pas des preuves fort convainquantes de leur ſcience; car pluſieurs fameux Docteurs ont prétendu que la Providence en permet quelquefois l'accompliſſement, comme une juſte punition envers ceux qui ſont aſſez aveuglément téméraires pour vouloir pénétrer dans les ſecrets du ciel, ou qui accordent leur confiance à ceux qui oſent y prétendre (1).

---

(1) Il ne ſeroit pas difficile de raſſembler une foule de faits hiſtoriques, à l'appui de ce ſentiment. Un ſeul exemple, en pareil cas, peut en valoir un grand nombre: tel, en un mot, que le ſuivant, & d'autant plus remarquable qu'il fut célèbre, à-peu-près dans le tems même où floriſſoit le fameux *Tibertus*. Le Cardinal *Adrien de Corneto* étoit un de ceux qui brilloient le plus à la Cour du Pape *Léon X*. Il étoit né dans la ville d'où il tiroit ſon nom; mais ſes parens étoient ſi pauvres, qu'il paroît que l'hiſtoire ne lui en connut jamais. Il avoit dû preſque tout ce qu'il ſavoit à la charité d'un maître d'école, & en avoit ſi bien profité, qu'après avoir paſſé par tous les degrés de l'état eccléſiaſtique, il parvint juſqu'à la pourpre, ſans aucune autre recommandation que celle de ſon propre mérite. Devenu Cardinal, il voulut revoir ſa patrie; où, après avoir beaucoup ouï parler d'un fameux Magicien, qui vivoit dans une cabane au haut des *Apenins*, il partit ſous un habit d'artiſan, pour l'aller conſulter; & lui porta

Tout ce que je crois devoir dire de plus ſur cette matière, c'eſt que la curioſité, jointe à la vigilance des Savans des deux derniers ſiècles, quoiqu'ils aient ſi fort contribués aux progrès de la Géométrie, de l'Aſtronomie & de la Phyſique, bien loin de rendre les mêmes ſervices à l'Aſtrologie judiciaire, l'ont tout au contraire expoſée au plus grand diſcrédit; & même au point d'être à-peu-près convaincus qu'elle ne pourra s'en relever de ſi-tôt, quoique je ne ſois point à ſa-

avec le ſien, les horoſcopes de pluſieurs perſonnes avec leſquelles il étoit fort lié. Après l'avoir entendu avec autant de ſatisfaction que de plaiſir ſur ceux de ſes amis, il finit en lui donnant le ſien propre, par le prier de vouloir bien lui dire quel ſeroit le ſort de celui que regardoit cet horoſcope. A quoi le Magicien, après l'avoir aſſez légèrement regardé, répondit: » Si c'eſt celui d'un homme, il ſera infailliblement Cardinal; ſi c'eſt d'une femme, elle approchera de très-près » le trône, ſi tant eſt qu'elle n'y monte pas ». *Corneto*, changeant alors de ſujet, lui demanda combien le Pape avoit encore à vivre, & quel ſeroit ſon ſucceſſeur? » Le » Pape eſt ferme encore, (répondit l'Aſtrologue) mais ne » ſauroit vivre encore long-tems. Sa mort occaſionnera de » grandes factions; mais les Cardinaux prendront enfin le » parti d'élire l'un d'entre eux, qui ſe nomme *Adrien*, de

voir que trop de gens encore lui accordent ſecrettement leur confiance ; & que ſes partiſans, quoique toujours déconcertés par l'aſcendant qu'a pris ſur elle la Philoſophie expérimentale, ne s'en départirons jamais que très-difficilement. Il eſt également vrai que tant qu'il ſe trouvera des Princes aſſez dupes pour prêter l'oreille aux flatteries des courtiſans, il ne manquera jamais de ces prétendus Aſtrologues, qui, à la faveur de leurs com-

» très-baſſe naiſſance, & que ſon mérite ſeul a élevé juſ-
» qu'à la pourpre ; qui n'aura pourtant jamais poſſédé qu'un
» ſeul bénéfice juſqu'au moment de ſon exaltation, & qui
» ſera préciſément, alors, dans ſa ſoixantième année. »

Attendu que nul autre que lui dans le ſacré Collège ne portoit alors le nom d'*Adrien*, & que cette prédiction pouvoit, dans tous les points, lui être adaptée, *Corneto*, dans la ſuite, étant entré dans une conſpiration contre le Pape *Léon X*, ſon protecteur & ſon ſouverain, ſe vit après la découverte du complot forcé de fuir dans ſa patrie, en habit de charpentier ; & où, après avoir vécu dans la misère, il mourut, ainſi qu'il l'avoit mérité, dans la plus profonde obſcurité.

Cette même prédiction, avec toutes ſes circonſtances, fut accomplie en la perſonne du fameux Cardinal *Adrien*, Précepteur de l'Empereur *Charles-Quint*, qui remplaça *Léon X*.

binaiſons aſtronomiques, & de leurs myſtérieux calculs, ſeront toujours prêts à flatter leur vanité.

Auſſi rien n'eſt-il en effet plus aiſé pour un homme adroit & exercé dans ce manège, en donnant à des plans de cette eſpèce une apparence de vérité, & en diſpoſant à ſon gré de la diſpoſition du ciel, comme de l'influence des Planètes, que de dreſſer un horoſcope, auſſi propre à ſéduire le vulgaire par des eſpérances flatteuſes, que pour plaire à l'eſprit des Princes auxquels on veut faire ſa cour.

Telles furent les influences favorables de l'orbe céleſte qui préſidèrent (a-t-on dit) à la naiſſance de *Louis XIV.* Ce ſyſtême *Genechtliacal* peut encore être vu ſur des médailles qui compoſent l'Hiſtoire métallique de ſon règne. Un Savant de l'Académie Royale des Inſcriptions avoit calculé la poſition préciſe des Planètes au moment de la naiſſance de ce Prince. On voit autour de cette pièce, vraiment curieuſe, les douze ſignes du

Zodiaque, dont ſept paroiſſent au même degré qu'ils occupoient alors ; le ſoleil qui donne la perfection aux autres Planètes eſt au milieu du ciel ; *Mercure*, qui domine ſur l'aſcendant, & qui reçoit le ſien de *Jupiter*, protecteur de la vie, promettent ce que les Aſtrologues appellent la plus grande fortune; *Saturne*, l'ennemi de la Nature, y eſt dans l'appareil de toutes ſes dignités, ce qui le rend moins malfaiſant ; la lune eſt en conjonction avec *Vénus*, dans ſa petite maiſon de prédilection, à dix degrés du ſoleil, à l'abri de la combuſtion, & éclairée par ſes rayons, donne la ſupériorité du génie dans les plus difficiles & plus importantes entrepriſes, & qui ſe trouvant quadrante avec *Mars*, ne peut être ni déconcertée ni abattue par rien. La nativité de ce Monarque eſt figurée au milieu de cette médaille, par un ſoleil levant, & paroît placé dans le char de cette glorieuſe Planète, dont *Ovide* nous a donné la deſcription. Ce char eſt traîné par quatre chevaux, guidés par la Victoire, avec cette inſcription : *Ortus Solis Gallici*, (le lever du Soleil François.) L'exergue contient ces autres mots latins: *Septembris quinto*, *minutis* 38, *antè meridiem*, 1638. (Le 5 Septembre, avant midi, 1638.)

Je dois avouer que cette imagination eſt auſſi agréable qu'ingénieuſe. J'oſerai pourtant obſerver, que nul des Savans qui concoururent à la compoſition de cette médaille, n'eût garde de riſquer à prédire quels ſeroient les nuages qui pourroient un jour obſcurcir ce nouveau ſoleil ; ils étoient trop bons courtiſans ! Mais ſi cette fameuſe médaille eut droit de donner quelque réputation à l'Aſtrologie, j'oſerai pourtant haſarder quelques obſervations, qui ſauveront ma doctrine des conſéquences qu'on pourroit tirer contre elle. J'obſerverai d'abord, que comme les nativités les plus heureuſes ſont accompagnées de pluſieurs cauſes aſſez naturelles pour fortifier l'apparence

parence des ſuccès qu'elles promettent ; de même il n'eſt pas invraiſemblable, que ſi par quelques heureux accidens l'horoſcope de notre *Hermippus* pouvoit un jour nous être connu, nous y verrions peut-être que *Mercure*, bien placé au moment de ſa naiſſance, & regardé par la lune ſous un aſpect favorable, ont occaſionné la découverte qu'il a faite de ſon important ſecret, & l'ont mis dans l'état néceſſaire pour le forcer d'avoir recours à l'haleine des jeunes vierges, ce dont perſonne avant lui ne s'étoit pas encore aviſé. Si les Aſtrologues daignent m'accorder ceci, je conſens volontiers à partager entre nous le différent par la moitié, ce qui, je penſe, eſt tout ce qu'ils peuvent attendre de moi : c'eſt-à-dire, que la fortune de leur héros & du mien fût également dûe à l'influence des aſtres. Mais s'ils ſont aſſez tenaces dans leurs opinions pour ne pas accepter une offre ſi gracieuſe, j'aurai recours à mes premiers principes ; je nierai formellement la certitude de leur art, & leur demanderai d'auſſi bonnes raiſons pour établir le crédit de leur Aſtrologie, que celles que j'ai produites en faveur de mon propre ſyſtême, avant que d'entrer en lice avec eux. L'affirmation eſt de peu de poids, dans un ſiècle où, dans tous les cas, l'on veut des preuves. Qu'ils nous prouvent donc qu'ils ſont en état de prédire un tremblement de terre, un ouragan, ou même une irruption de l'Ætna ; que dis-je ? qu'ils nous donnent ſeulement par avance un état, contenant les jours pluvieux & les beaux jours ſur leſquels nous avons à compter pendant le cours d'une année, dans le climat de l'Europe qu'il leur plaira de choiſir. Alors je pourrai convenir de la ſupériorité de leurs aſſertions ſur mon évidence ; & que la longue vie de mon *Hermippus* ne doit être attribuée qu'à l'heureuſe conjonction des étoiles humides du ſigne de la *Vierge*, laquelle interprétation m'a déja été propoſée par un ſavant Aſtrologue, eu égard à ſon inſcription, & que de même que mes propres ſentimens, je ſoumettrai ſans regret au jugement de tout lecteur impartial.

Qui ne cherche que la vérité, ne déguiſe rien, & craint ſi peu de voir ſes opinions contrariées ou réfutées, que rien au contraire ne lui plaît davantage, attendu qu'il ne peut que gagner par la diſpute, juſqu'au moment où la vérité ſe trouve enfin découverte.

Au cas préſent, par exemple, ſi ce Traité que je haſarde provoque aſſez l'attention de quelque Savant, beaucoup plus ſavant que moi, pour chercher une meilleure ſolution au problême que j'établis, & heureuſement trouvoit la vraie méthode dont ſe ſervit *Hermippus* pour atteindre à ſon but, ſa joie ne pourroit ſurpaſſer la mienne; & j'oſe affirmer qu'il ne trouveroit perſonne capable d'applaudir plus ſincèrement que moi au ſuccès couronné de ſon génie.

Liſons donc, amis, réfléchiſſons, diſputons, mais toujours en faveur de la vérité, la propriété la plus chère du genre-humain, dans laquelle consiste essentiellement notre bonheur, & que dès-là notre intérêt commun est de chercher soigneusement de tâcher de bien connoître. Le seul point que j'aie en vue, est de découvrir les vrais moyens de prolonger la vie, sans nous ressentir des infirmités qui semblent attachées à la vieillesse; à la découverte desquels, si la publication de ce Traité peut en quelque façon contribuer, non-seulement mon espérance, mais celle du genre-humain se trouvera remplie; & l'un des plus nobles points de la science se trouvera enfin illustré, en partant de ce qui, d'abord, n'aura paru peut-être aux yeux de bien des gens que le sujet d'une dispute aussi vaine que frivole.

Je ne traiterai pas, en général, les Philosophes hermétiques aussi légèrement que les Astrologues, attendu qu'il s'est trouvé parmi eux plus d'un excellent &

très-eſtimable perſonnage. Je ne prendrai pourtant pas aſſez ſur moi pour dire que ce fut lorſqu'ils commencèrent à ſe vanter d'avoir acquis la Médecine univerſelle, au moyen de laquelle ils prétendirent étendre le terme ordinaire de la vie au-delà de pluſieurs centaines d'années au moins, dont *Artéphius* étoit propoſé pour exemple, & qui, ſelon la plupart d'entre eux, vécut au-delà de trois ſiècles, ou comme d'autres l'aſſurent au-delà de mille ans. Ce qui n'eſt pas douteux, c'eſt que les *Frères Roſe-croix* ſe vantent hautement d'être en poſſeſſion de ce privilège, comme de l'un des plus précieux de leur illuſtre Congrégation. *Pierre Morenius*, lequel, autant qu'il peut m'en ſouvenir, eſt l'un des derniers d'entre eux qui ſe ſoit produit en public, réduiſit leurs prétentions, qui d'abord étoient exceſſives, à la poſſeſſion de trois ſecrets, dont le premier étoit le mouvement perpétuel; le ſecond, l'art de la tranſmutation des métaux; & le dernier, la Médecine univerſelle. On trouve dans l'Ouvrage publié par ce même *Morenius*, quoiqu'il ne ſe ſe ſoit pas ſuffiſamment expliqué ſur ce dernier article, un grand nombre de choſes en effet curieuſes (1). Il eſt cependant notoire que ces *illuminés* atteſtoient qu'ils avoient le pouvoir de prolonger la vie pendant pluſieurs ſiècles ; & qu'on ne peut juger bien clairement, en partant de leurs écrits, ſi ce qu'il leur plaît d'appeller *la Pierre philoſophale*, eſt à-la-fois le grand ſecret de la tranſmutation des métaux, & la Médecine univerſelle.

Le récit le moins obſcur que j'aie jamais rencontré ſur cette matière, eſt la

(1) *Morenius* arriva en *Hollande* en 1630, où il ſollicita une audience particulière auprès des Etats-Généraux, pour leur faire certaines propoſitions de la part de la *Fraternité des Roſe-Croix*, & qu'ils refusèrent d'entendre. Ce qui n'empêcha pourtant pas *Morenius* d'y faire imprimer un Ouvrage auſſi ſavant que devenu rare & recherché, ſous le titre de, *Arcana totius naturæ ſecretiſſima, nec actenus unquàm detecta, à Collegio* ROSIANO *in lucem producta. Opera* PETRI MORENII, in-24. *Lugduni Batavorum, anno* 1630.

Réponse d'un adepte François au Docteur *Edmond Dikenson*, Médecin du Roi *Charles II*, & grand admirateur de la Philosophie hermétique. La Lettre du Docteur est aussi simple qu'à la portée de tout le monde. Il prie son ami de vouloir bien le tirer d'embarras, relativement aux contrariétés qui le choquoient dans les Ouvrages de plusieurs Savans hermétiques. A quoi son ami répond assez plausiblement pour dissiper les doutes dont il s'agit ; & pour achever de le convaincre de la vérité de ce qu'il avance, il lui rappelle que lui-même, *Docteur Dikenson*, a vû le même ami qui lui écrit, faire *Projection :* c'est-à-dire, plus d'une fois transmuer des métaux très-inférieurs en or pur, dans le laboratoire du Roi, à *Whitehall ;* & quant à la Médecine universelle, ou faculté de prolonger la vie pendant plusieurs siècles, il atteste qu'elle est dans les mains de la *Fraternité illuminée ;* à quoi il ajoute nombre de raisons pourquoi elle prend tant de soins de le cacher. Il va même assez loin pour faire entendre au Docteur que ce secret est en sa possession (1). Je ne puis pourtant me dispenser de convenir de mon étonnement à la vue de semblables assertions ; & avec d'autant plus de raison, qu'il est des relations très-attestées, qui semblent en appuyer la véracité.

Il arriva à *Vienne* en 1687, un évènement assez étrange, qui fit alors assez de bruit, & que je crois digne d'être ici rapporté. L'extrême liberté dans laquelle y vivent les personnes aisées, ne fût-ce qu'en apparence, est assez connue de ceux qui connoissent cette Capitale. Ils

---

(1) Le titre de l'Ouvrage du Docteur *Dikenson*, dont parle notre Auteur, est, *De quintâ assertiâ Philosophorum*. Il a été imprimé à *Oxford* en 1686, & depuis en 1705. Il en est une troisième édition, imprimée en *Allemagne* en 1781. L'Auteur étoit un de ces Grands-Hommes, dont le mérite est plus connu ailleurs que dans leur Patrie. Le savant *Olans Borrichius* en parle avec beaucoup de vénération, ainsi que plusieurs Ecrivains étrangers.

ne ſeront donc pas ſurpris qu'un Etranger, qu'on appelloit le *Signor Geraldi*, & qui y faiſoit une grande figure, étoit admis dans les meilleures compagnies, quoique perſonne ne ſût quel il étoit pendant les trois mois qu'il paſſa à *Vienne*. Trois choſes furent particulièrement remarquées dans ſa conduite : la première, qu'il avoit une petite collection de très-belles peintutes, qu'il montroit volontiers à ceux qui deſiroient les voir ; la ſuivante, qu'il étoit ſingulièrement verſé tant dans les Arts que dans les Sciences, & en parloit ſur-tout avec autant d'aiſance que de ſagacité ; qu'on avoit ſur-tout remarqué en dernier lieu, qu'il n'écrivoit ni ne recevoit jamais de lettres ; que jamais il ne demandoit crédit, quelque choſe qu'il achetât ; & qu'il ne faiſoit même ni billets, ni lettres-de-change, & payoit toujours comptant.

Ce même *Geraldi* ſe trouvoit un jour au café avec un noble *Vénitien*, grand connoiſſeur en tableaux, qui lui ayant demandé à voir sa collection, lui en témoigna toute sa satisfaction, en lui jurant qu'il n'en avoit jamais vu ni de plus belle, ni de mieux choisie. Prêt à prendre congé du Signor *Geralai*, le Vénitien ayant remarqué sur la porte du cabinet un portait : » On ne peut vous y » méconnoître (lui dit-il, après l'avoir » attentivement envisagé.) » A quoi *Geraldi* ne répondit que par une profonde révérence. — » Mais (reprit le *Vénitien*) » ce que je trouve étrange, c'est que » vous avez tout au plus cinquante ans, » & que je crois m'y connoître assez » pour être sûr que ce portrait est de » notre fameux *Titien*, mort depuis » cent trente ans au moins, & que je » ne sais comment cela peut être possi» ble? — Il n'est en effet pas aisé (reprit » gravement l'autre) de connoître tout » ce qui est possible ; mais ce n'est sû» rement pas un crime que de ressem» bler à un portrait autrefois peint par » *le Titien.* » Le *Vénitien* craignant alors d'avoir offensé le *Signor Geraldi*, lui fit quelques excuses, & se hâta deprendre congé.

Il ne put pourtant s'empêcher de raconter, dès le soir même, à quelques amis ce qu'il trouvoit de singulier dans cette aventure, & qui furent également curieux de voir cet étonnant portrait. Ils se rendirent en effet, dès le lendemain, au même café où le *Signor Geraldi* avoit coutume d'aller ; où ne l'ayant point rencontré, l'un d'eux se détacha pour aller demander de ses nouvelles dans l'hôtel où logeoit notre homme. Mais il apprit avec surprise que *Geraldi* étoit parti de *Vienne*, il y avoit au plus une heure. Cet évènement fit alors tant de bruit, qu'il fut inséré dans tous les papiers publics (1).

Cette histoire s'accorde très-bien avec ce qu'a dit le correspondant du Docteur

(1) Mémoires historiques 1687, Tom. I, p. 365.

Dikenſon, qui obſerve que les Adeptes ſont obligés d'être extrêmement circonſpects, eu égard à leur propre ſûreté ; & qu'avec le pouvoir non-ſeulement de prolonger leur vie, mais de renouveller en quelque façon leur corps, bien loin de tirer vanité de cette merveilleuſe prérogative, ils la tiennent dans le plus grand ſecret, ce qui eſt la vraie cauſe des doutes répandus dans le monde, eu égard à de pareils prodiges. De-là réſulte-t-il encore, que bien qu'un Adepte ſoit poſſeſſeur d'un plus riche tréſor que n'en contiennent les mines mêmes du *Pérou*, il vit pourtant toujours d'une façon aſſez ſimple & très-éloignée du moindre faſte, pour prévenir tous les ſoupçons ; qu'il ne peut même guère être découvert pour ce qu'il eſt, que par quelque haſard imprévu, tel que celui qu'on ſait être arrivé à notre fameux Artiſte *Anglois*, qui avoit cru devoir ſe déguiſer ſous le nom d'*Exgenius Philalethès*, & dont le vrai nom étoit (dit-on) *Thomas Vaughan*, le plus clair & le plus candide Ecrivain de tous les Philoſophes hermétiques (1).

Il nous apprend lui-même, qu'étant allé chez un Orfévre, pour lui vendre douze cens marcs d'argent fin, cet homme, après l'avoir jugé d'un coup-d'œil, lui dit que ce métal n'étoit pas ſorti de la mine, mais avoit été produit par l'Art, n'étant au titre d'aucune Nation connue. Ce qui ſurprit le Philoſophe au point, qu'auſſi-tôt il prit la fuite, & laiſſa l'Orfévre en poſſeſſion de ſon tréſor.

Ce fameux perſonnage, qui certainement étoit un Adepte, ſi jamais il en fut un, mena depuis cet inſtant la vie la plus errante, & ſe vit ſouvent expoſé aux plus grands dangers, ſur le ſeul ſoupçon

(1) Le plus fameux de ſes Ouvrages eſt intitulé, *Introitus appertus ad occluſum Regis palatium.* Ecrit originairement en *Anglois*, il a été traduit en preſque toutes les langues de l'Europe, où, ſans contredit, il eſt regardé comme le Livre le plus clair & le plus ſavant qui jamais ait été publié ſur la matière dont il s'agit.

d'être en effet possesseur d'un si grand secret. Il étoit né, comme nous l'apprenons dans ses Ecrits, vers l'an 1612; & ce qu'il y a de plus étrange dans son histoire, c'est qu'il est généralement regardé par ceux de sa fraternité comme vivant encore; & qu'une personne de la plus grande considération à *Nuremberg*, affirme d'y avoir encore conversé avec lui il n'y a que très-peu d'années. De plus, il est formellement attesté par tous les Auteurs de la Philosophie hermétique, que ce même *Philalethès* est encore actuellement Président des *Illuminés* de l'*Europe*, & qu'il siége constamment comme tel dans toutes les assemblées annuelles. On voit véritablement d'un côté qu'il est des choses aussi extraordires qu'incroyables dans ces différentes relations; de l'autre, qu'on est pourtant certain que plusieurs de ceux qui en attestent la vérité, sont des personnes de noms & de mœurs irréprochables; & quant au caractère de ce même *Phila-*

lethès, que conformément au dire du grand & respectable *Bayle*, ainsi que d'autres qui l'ont personnellement connu, il étoit en effet très-remarquable, tant par sa grande piété, que par la morale la plus saine & la plus pure. On ajoute qu'il fit par hasard connoissance dans nos Plantations de l'*Amérique*, avec un Chymiste nommé *Starkay*, en présence duquel il fit sa *Projection*; mais qu'aprés avoir trouvé que cet homme étoït aussi vicieux qu'extravagant, il rompit avec lui, sans lui avoir rien communiqué de ses secrets (1).

Il peut cependant être dit par ceux qui regardent toute cette affaire comme aussi ridicule que frivole, que toutes ces

---

(1) Ce *George Starkay*, ci-devant Apothicaire, avoit la tête tournée par la Chymie, & fit si mal ses affaires, qu'il se vit obligé de se réfugier dans nos *Plantations*, où il connut effectivement *Philalethes*, ainsi qu'il s'en vante beaucoup dans ses Ouvrages. Il en publia un entre autres à Londres, en 1658, qui en 1706 a été traduit en *François*; & un *Hollandois*, en 1712.

relations, quelque atteſtées qu'elles puiſſent être, ne ſont au fond que des ſonges ou de pures illuſions. Je ſais même qu'il peut être objecté par ces ſourcilleux critiques comme une preuve triomphante de la fauſſeté de leurs prétentions à la longue durée de la vie; que nous avons des certitudes connues du tems où ſont morts leurs plus célèbres Patriarches, tels que *Roger Bacon*, *Raymond Lulle*, & *Baſiles Valentin*, ainſi que des lieux où ils ont été enterrés. Or, que ſi ces mêmes hommes n'ont pû défendre leur propre vie, ou du moins la prolonger au-delà du terme ordinaire de l'humanité, comment ſe flattent-ils de prouver, ou même de perſuader avec quelque ombre de probabilité, qu'aucun perſonnage de leur fraternité ait jamais pû prolonger la ſienne, au point qu'ils oſent le prétendre?

En réponſe à ceci, les Adeptes ne ceſſent d'inſinuer, que ſi ces grands hommes ont ceſſé de vivre, ce fut de leur propre

propre choix ; & que même aujourd'hui plusieurs de leurs Frères font peu de cas de cette longévité, dont leur art les mettroit en état de jouir. Mais j'avoue que cette réponse me semble très-insuffisante, sur-tout pour ceux qui leur font l'objection dont il s'agit. Quoi qu'il en soit, répliquent les Adeptes, c'est la seule que nous puissions convenablement suivre : nous ne visons pas à la gloire de convaincre cette espèce de gens ; peu desireux de faire aucune espèce de bruit dans le monde, nous ne regardons seulement pas la possession des richesses, & la longévité, en elles-mêmes, comme des faveurs du Ciel. Nous ne les chérissons que parce qu'elles nous mettent en état & à portée de faire le bien ; & la raison qui nous rend jaloux de conserver soigneusement la possession de ces secrets, n'est autre que celle de nous laisser toujours la liberté de choisir, avec connoissance de cause, les personnes qui nous auront paru dignes de nous être associées. Quoi qu'il en soit, quelque foible & sophistique que ce raisonnement puisse paroître à la généralité des hommes; cependant, en partant des principes de la Philosophie hermétique, il faut convenir qu'il est du moins très-plausible; & qu'en pareils cas nous devons permettre aux gens d'argumenter d'après leurs propres principes, & non d'après ceux que nous leur opposons.

Le vrai de l'affaire, est que les matières de fait que nous trouvons dans les Ouvrages des Ecrivains hermétiques, sont si surprenantes, & même sont rapportées avec tant de confiance, que pour peu qu'elles nous paroissent douteuses, nous ne pouvons guère nous dispenser de les taxer du plus haut degré d'impudence. Ils y regardent le genre-humain en général, comme si infiniment au-dessous d'eux, qu'en comparaison des Adeptes, les Monarques mêmes sont de vrais indigens; les plus savans des lourdauds & des sots; & les plus vénérables, tant par leur ſavoir que par leurs cheveux blancs, comme de vrais enfans à la lisière. On ne peut, en un mot, lire aucun de leurs Ouvrages ſans ſe ſentir vivement indiſpoſé & prévenu contre eux; & avec d'autant plus de raiſon que ces faits qui étonnent ſi fort ne ſe trouvent pas uniquement dans les Ecrits de ceux de la moindre claſſe de ces Philoſophes, mais dans ceux qui jouiſſent de la plus grande réputation, qui en tout autre cas ſemblent avoir été pleins de raiſon & de candeur dans tout ce qu'ils ont écrit ſur la nature des métaux & ſur toute autre choſe.

Un ſeul ſuffit, je crois, pour en donner la preuve. Nous avons déja parlé plus d'une fois, & nous parlerons probablement encore du ſage *Artéphius*, dont les Ouvrages ſont très-célèbres parmi les Philoſophes hermétiques; & même au point que le noble *Olans Borrichius*, auſſi bon Ecrivain qu'excellent Critique, en recommande la lecture à tous ceux qui n'ont d'autre objet que celui de s'instruire. Cependant, dans l'un de ses Traités, ce respectable Auteur, en parlant de lui, affirme aussi avantageusement que nettement, qu'il avait au-delà de *mille vingt-cinq années*, lorsqu'il l'écrivit (1).

---

(1) On s'appercevra sans doute que notre Auteur ne parle ici d'*Artéphius*, que d'après le rapport de *Mangetus*, ou de quelque autre compilateur. Mais pour la satisfaction du Lecteur, nous allons transcrire en entier le passage dont il s'agit, en parlant des Ouvrages même de ce fameux Philosophe hermétique, & dont on tirera de plus sûres lumières : » Soyez bien convaincus, (dit-il) que sembla» ble à bien d'autres, jamais je ne fus jaloux de personne. » Celui qui prend les mots des autres Philosophes dans leur » signification ordinaire, est dès-là dans le cas, après avoir » perdu le fil d'*Ariane*, d'errer aveuglément dans un vrai la» byrinthe, & peut être regardé comme ceux qui, de gaîté de » cœur, exposent leur fortune à une perte presque certaine.

» Mais moi, *Artéphius*, après avoir appris tout ce que » la Science & l'Art peuvent apprendre, dans les Livres du » vrai langage, & m'étant quelquefois trouvé aussi suscep» tible de jalousie, ainsi que mes autres Confrères, ce ne » fut qu'après *mille ans*, maintenant passés depuis le jour » de ma naissance, (par la seule grace du Tout-puissant, » & l'usage de cette admirable quintessence) Ce ne fut » (dis-je) qu'après un si long terme, que n'ayant trouvé » personne qui pût opérer d'après *Hermès*, à raison de » l'obscurité de son style, ou plutôt *de ses mots*; sensible

Tout homme capable de digérer ceci, doit ſans doute avoir ce qu'on appelle *un eſtomach d'Autruche!*... Et cependant liſez ce même Auteur ſur toute autre matière, que préciſément celle-ci, loin de le trouver mépriſable du côté de la ſcience, vous le trouverez toujours auſſi clair que profondément érudit. Vous ſerez plus ſurpris encore lorſque vous ſaurez que le ſavant moine *Bacon*, (qui, ſi je ne me trompe, eſt le premier Ecrivain de l'*Europe* qui ait parlé de lui) vous ſerez bien plus étonné (dis-je) non-ſeulement de le voir s'appuyer de ſon autorité, mais n'avoir pas été ſcandaliſé de l'étrange & incroyable hiſtoire de l'âge de ce Philoſophe, quelque choſe que puiſſent, ainſi

» à la pitié que m'inſpiroient tant de gens, ainſi qu'à la » bonté qui doit animer tout honnête homme, je me ſuis » déterminé dans ces derniers tems de ma vie à tout écrire » avec aſſez de préciſion, de clarté & de ſincérité, pour » que rien ne vous manque, & même que vous n'ayez rien » à deſirer pour parvenir à vous mettre à portée d'atteindre » juſqu'à la perfection la découverte de la *Pierre philoſophale.* »

que nous-mêmes, en penſer ceux qui ne ſe ſont pas familiariſés avec les ſecrets hermétiques.

Il ſeroit donc très-poſſible qu'un Lecteur curieux ne fût point fâché de ſavoir quelque choſe de l'hiſtoire d'un ſi ſingulier perſonnage, où il vivoit, & dans quels autres lieux il a rempli le cours d'une ſi longue & ſi ſurprenante vie. Mais quant à cet article, il ne nous ſeroit point aiſé de lui promettre aucunes lumières un peu ſatisfaiſantes. Ses Ecrits, autant qu'il nous eſt poſſible d'en juger, ſemblent avoir été compoſés vers la fin du douzième ſiècle. Mais quel il étoit, ou comment acquit-il ſa ſcience, (excepté qu'il eût pour maître un certain *Bolenus.*) rien juſqu'ici n'en eſt parvenu juſqu'à nous. Ses Ouvrages ſont écrits en latin, & d'un ſtyle moins incorrect que ne l'eſt d'ordinaire celui de ſon tems; on y remarque même ſouvent de l'élégance, eu égard à la matière dont il traite, & ſurtout autant de perſpicacité que de clarté.

Mais quant à la méthode dont il usa pour prolonger jusque si loin sa vie, qui après tout, pour quelqu'un qui ne cherche pas à pénétrer dans les profonds mystères de la Philosophie hermétique, est le point qu'il desireroit le plus de voir un peu nettement dévoilé, il ne nous semble pas couvert d'une obscurité impénétrable. C'est pourquoi nous allons tâcher d'en rendre le meilleur compte qu'il nous sera possible, & sur-tout parce qu'on appercevra peut-être qu'il a beaucoup de relation avec le sujet même de ce traité, & ne pourra conséquemment être envisagé comme une vaine, & dès là très inutile digression (1).

---

(1) Il est clair, en partant de ce paragraphe, que notre Auteur n'avoit consulté que le Traité d'*Artéphius*, qui est imprimé dans le quatrième volume du *Theatrum Chemicum*, & dans le premier volume de la grande Collection de *Mangetus ;* car c'est dans ce Traité qu'il fait mention de son maître *Bolenus.*

Mais le Livre d'où j'ai tiré le passage dont il s'agit, lequel justifie, en quelque façon, l'âge de ce Philosophe

On a prétendu qu'il avoit inventé un aimant particulier, uniquement adapté à l'attraction de l'*aura* (1), ou esprit de vie humaine ; au moyen de l'application duquel il privoit de jeunes gens de leurs vies, & se pourvoyoit de cette vivifiante & volatile teinture, & au moyen de laquelle il survécut au plus grand âge. Mais que lorsqu'il se trouva dégoûté de la vie, il renferma cette teinture dans un vâse, & se retira dans un tombeau où il n'en respiroit qu'autant qu'il en falloit pour le tenir encore en vie ; & que c'est dans cet état, que par bienveillance pour les jeunes écoliers dans la science hermétique, il écrivit ces derniers Traités, qui sont encore aujourd'hui si fameux, & desquels *Jean Pontanus* dit, que ce sont les uniques pièces relatives à cet art mystérieux, par lesquels ses secrets peuvent

---

hermétique, est intitulé, *Liber Secretus*, & ne se trouve ni dans l'une ni dans l'autre de ces Collections.

(1) Ce mot ne se trouve dans aucun Dictionnaire Anglois.

être connus, ſans le ſecours d'aucuns Maîtres.

Or, cette teinture me ſemble toucher de ſi près à la méthode de notre *Hermippus*, qu'on ſeroit preſque tenté de la croire la même, ou qu'*Hermippus* pourroit avoir été un Philoſophe hermétique, & avoir dû ce ſecret à *Artéphius*.

Mais attendu que je tiens pour règle de ne pas être diſpenſé, ſur-tout dans un cas de cette nature, de rien offrir aux Lecteurs en forme d'argument, de ce dont l'Auteur n'eſt pas lui-même convaincu; je dois avouer en conſéquence, & de très-bonne foi, que je n'attache aucun degré d'importance à ce récit, concernant *Artéphius*. Que je conçois pourtant que l'aimant au moyen duquel on prétend qu'il extrayoit la vie des jeunes gens, pourroit-être enigmatique; & je me ſens d'autant diſpoſé à le croire, que j'en trouve beaucoup d'exemples dans ſes Ouvrages; que j'ai de même, & plus d'une fois, obſervé que les autres Ecrivains hermétiques se trouvent du même avis ; & que s'il en est ainsi, ce seroit de ma part agir avec peu de franchise, que de produire cette autorité dans son sens littéral en faveur de cette notion.

Quoi qu'il en soit, & bien que je m'avoue incapable d'expliquer cette enigme, je crois pourtant qu'on pourroit en induire, qu'il n'eut indubitablement pas voulu faire usage d'une telle description allégorique de sa teinture, s'il ne l'eût pas cru bien expressive ; & dès-là, que l'art dont il a fait usage pût lui procurer quelque chose d'infiniment supérieur au secours qu'on peut devoir à la respiration des jeunes gens ; il n'est pourtant pas moins vrai qu'il est possible qu'on n'en puisse retirer d'assez grands, quoique dans un degré très-inférieur, pour un remède de la même nature, suggéré par le sens littéral des mots dont il s'est servi. Je ne me trouve en même-tems pas plus de penchant à oser affirmer qu'*Hermippus* fût en effet un Philosophe hermétique ;

& cela, par deux raiſons : parce qu'il ne paroît pas avoir voulu faire un ſecret de ſa méthode, ainſi que fait la *Fraternité*; en ſecond lieu, parce que bien qu'il ait prolongé ſa vie de trente ou quarante ans au-delà du période ordinaire (choſe extraordinaire, eu égard à la marche uſitée de la nature) ce n'eſt pourtant en effet que très-peu de choſe, ou rien, vis-à-vis des prodigieuſes prétentions des Adeptes dans la ſcience hermétique (1).

---

(1) Il me ſemble, qu'après tout ce qu'a dit notre Auteur concernant *Artéphius*, un Lecteur vraiment curieux, ne ſera peut-être point fâché d'en ſavoir davantage. Le caractère qu'il a donné à ce fameux *Sage*, eſt tel qu'on pouvoit l'attendre de quelqu'un, qui, bien que peu diſpoſé à cenſurer un corps de gens. (car il eſt bien plus nombreux que le monde ne l'imagine, & auquel il eſt pourtant bien éloigné d'accorder quelque eſpèce de confiance) C'eſt pourquoi nous allons expoſer le ſentiment d'une autre perſonne, qui s'annonce ouvertement pour Adepte, & qui, j'eſpère, pourra ſatisfaire enfin la curioſité du Lecteur, quoique très-probablement il pourroit ne pas le convaincre. L'Ecrit dont il s'agit, eſt tiré d'une eſpèce de Préface épiſtolaire, qui ſe trouve à la tête de ſon propre Traité, dans le *Theatrum Chemicum*.

» Moi, *Jean Pontanus*, après avoir parcouru nombre

J'aurai, par après, plus d'une fois occasion de parler de quelques remèdes curieux, notés dans les Mémoires de ces mêmes *Sages*, qui ne décréditent nullement ce que j'ai rapporté concernant la teinture d'*Artéphius*. Quoi qu'il en soit, rien n'est pourtant plus difficile que de comprendre quel peut être le but auquel ces gens veulent atteindre; &, quant à moi, il me sembleroit tout aussi aisé de pénétrer tous leurs mystères, & de devenir

---

» de Pays, dans l'espoir d'apprendre quelque chose de
» certain, concernant la *Pierre philosophale*; en voyant,
» ce qu'on appelle à travers le monde, où j'ai rencontré
» plus de charlatans que de vrais Philosophes, j'eus pour-
» tant enfin le bonheur de trouver la vérité. Mais après
» avoir pris connoissance de la matière en général, l'errai
» pourtant encore pendant plus de deux cens ans, avant
» que je pusse atteindre à la vraie matière jointe à la fa-
» çon d'opérer pour m'acquérir la pratique. Je commençai
» à travailler la matière, par putréfaction, pendant plus de
» neuf mois, au bout desquels je ne trouvai rien. De-là,
» je la mis pour un tems au *bain-marie*, & me vis de nou-
» veau trompé. Depuis, dans le feu de calcination pen-
» dant l'espace de trois mois, & ne m'en vis pas plus
» avancé. J'assayai toutes les sortes de distillations & de
» sublimations, (ainsi que les Philosophes *Géber*, *Arché-*

moi-même un Adepte, que de ſavoir, avec quelqu'eſpèce de certitude, ce qu'ils voudroient expreſſément que tout le monde dût penſer ſur ce qui les regarde. Ils ne manquent jamais, dans tous leurs Ecrits, de proclamer, ou plutôt de célébrer l'excellence de leur propre ſavoir, ainſi que la ſupériorité de leurs lumières. Un Adepte, s'il faut en croire à leurs propres expreſſions, eſt dans la poſſeſſion

---

» *laus*, & autres, le diſent, ou ſemblent le dire) quel » en fut le fruit? Rien! Somme toute, j'eſſayai de perfec- » tionner le ſujet de tout l'Art de la Chymie, par tous les » moyens poſſibles de le diviſer; comme par le fumier, le » bain, la cendre & autres feux de différentes ſortes, que » l'on rencontre dans tous les Ouvrages philoſophiques, » mais qui ne me ſervirent pas plus que mes autres tenta- » tives. Ce qui me détermina à me remettre pendant trois » ans, à l'étude la plus réfléchie de nos Livres philoſophi- » ques, ſpécialement à celui d'*Hermès* ſeul, dont le laco- » niſme contient la *Pierre* toute entière, quoiqu'il s'expri- » me obſcurément ſur le ſupérieur & l'inférieur, ſur ce qui » eſt au haut & au bas, & ſur celui qui eſt en bas, ſur » le ciel & ſur la terre. Dès-là, notre véritable inſtrument » propre à donner l'être à la matière, dans le premier, ſe- » cond & troiſième travail, n'eſt ni le feu, ni le bain, ni » le fumier, ni la cendre, ni les autres ſortes de feux, » dont parlent les Ecrits des Philoſophes.

absolue de la santé, de l'opulence, & de la sagesse; il est exempt de tous les inconvéniens nuisibles à la vie, que la sottise de notre premier Père s'est attirés, tant sur lui-même que sur sa postérité, ainsi que dans l'heureux état de traverser toutes les routes les plus difficiles, les moins fréquentées & les plus redou-

» Mais quel est donc le feu, seul capable de perfectionner l'œuvre, depuis le commencement jusqu'à la fin? C'est celui que les Philosophes ont sûrement eu grand soin de cacher. Ceux qui liroient *Géber*, & autres Philosophes, dussent-ils vivre encore mille années, ne parviendroient jamais à le comprendre, attendu que le feu dont il s'agit ne peut être trouvé que par la plus constante & plus profonde méditation; & que ce n'est qu'alors qu'on pourra le retrouver dans les Livres; car auparavant, jamais. Etudiez donc, & réfléchissez profondément sur cet objet; car si je l'eusse d'abord rencontré, je ne me serois pas deux cens fois trompé dans ma pratique, eu égard à cette matière; & d'où je ne suis pas surpris, si tant & de si grands hommes n'ont jamais pû parvenir jusqu'au *grand Œuvre*. Ils ont erré, ils errent & ils erreront toujours, parce que les Philosophes n'ont pas prescrit nettement le propre *agent*, sauf un seul, nommé *Artéphius*: mais il parle pour lui, & par lui-même; & si je n'eusse pas lu *Artéphius*, & senti ce qu'il vouloit dire, je ne serois jamais parvenu jusqu'au complément de l'*Œuvre*.

tées de ce monde, non-ſeulement ſans en craindre le moindre dommage, mais ſans jamais ſe voir expoſé dans ſa carrière à aucun des maux auxquels les hommes ſe trouvent ſi fréquemment en proie.

Cependant, après tout cet éblouiſſant étalage, retournez la médaille, & leurs propres Ouvrages vous montreront ces *vrais Sages*, ſous un tout autre jour. S'ils ſont en effet poſſeſſeur d'une Médecine univerſelle, ils ſont obligés de la cacher, ſans quoi ils ſe feroient connoître par ſes effets; & s'ils ont réellement à leur diſpoſition la tranſmutation des métaux, par conſéquent la poſſeſſion de ce qu'ils appellent des montagnes d'or, ils ſe trouvent cependant forcés de vivre dans une eſpèce de pauvreté apparente, pour prévenir le fatal danger de ſe voir, ainſi que leur art même, devenir les eſclaves de l'avarice des hommes. Si la faculté de pouvoir vivre auſſi long-tems qu'*Artéphius*, eſt dépendante de leur volonté, les traverſes & les inquiétudes (vous diront-ils) qu'ils ſont dans le cas d'éprouver, ſont plus que ſuffiſantes pour les décourager à la longue, & les amène juſqu'au point de renoncer au bénéfice qu'ils peuvent retirer de leurs fatals ſecrets; de ſorte qu'il leur ſemble préférable de ſe ſoumettre à la ſentence générale que ſubit le genre-humain, c'eſt-à-dire au cours vulgaire de ſa vie, que de s'en affranchir, quoique le contraire ſoit à leur diſpoſition abſolue.

On conçoit ſans doute, qu'au ſimple apperçu de ſemblables contradictions, il n'eſt perſonne qui ne ſe trouve dans le cas d'en conclure, que tous ces pompeux panégyriques qu'ils font, tant d'eux-mêmes que de leur art, ainſi que toutes les relations qu'ils en débitent avec tant d'emphâſe, ne ſont qu'autant de rêveries philoſophiques, deſquelles ils ſe bercent eux-mêmes, & dont ils deſirent également de bercer le monde.

On ſe rappellera ſans doute que nous avons

avons déja prévenu tout ce qu'ils pourroient répondre à ceci. Mais attendu que je ne ſuis en effet ni Adepte, ni même dans la diſpoſition de me livrer à l'étude de cette eſpèce de Philoſophie, je crois devoir préſumer qu'ils pourroient éluder, en quelque façon ces objections, en diſant : » que peut-être ne ſommes-nous » pas toujours auſſi convaincus que nous » l'imaginons, de la mort effective de » leurs *Virtuoſes*, que nous pouvons l'i- » maginer ; que la continuation de leur » vie eſt une choſe qui, bien qu'ils s'en » vantent dans un ſens, ils s'attachent » pourtant ſoigneuſement, dans un au- » tre, à dérober à la connoiſſance du » public ? » Et c'eſt du moins ſur quoi je me trouve à portée de produire un exemple aſſez extraordinaire, pour du moins amuſer juſqu'à certain point le Lecteur ; & même de nature à l'intéreſſer d'autant plus, que nul Ecrivain juſqu'ici, qui ſoit à ma connoiſſance, ni même aucun des hiſtoriens de la *Fraternité*, n'a point encore parlé. Cet exemple est même d'autant plus remarquable que je le trouve dans l'Ouvrage d'un homme, qui jamais ne prétendit être Adepte, & qui par conséquent peut-être regardé comme un témoin aussi irréprochable qu'impartial. Mais avant que d'entamer cette histoire, je dois prier le Lecteur de vouloir bien observer que je lui rapporte les faits tels que je les trouve, & ne prends moi-même aucune espèce d'intérêt au plus ou au moins de crédit dont on pourra la trouver digne.

Parmi ceux des Philosophes hermétiques, qui sont regardés comme ayant atteint le plus haut degré de cette science, *Nicolas Flamel*, de Paris, a toujours été reconnu pour un des plus célèbres, & dont la réputation a toujours été la moins contredite. L'histoire de cet homme singulier, qui florissoit dans le quatorzième siècle, est très-curieuse. Quoique sans fortune, il étoit né d'une famille honnête & autrefois considérée.

Jeune encore, mais vif, gai, & promettant d'autant plus, qu'il sembloit avoir profité des avantages d'une bonne éducation, ses parens avoient pris le parti de l'envoyer à Paris, pour y parfaire ses études & y chercher fortune. Mais tous ses avantages ne l'avoient pu conduire à rien de plus élevé que le métier de simple copiste, ou écrivain public; & au moyen duquel, quoiqu'il s'en occupât constamment, à peine ses salaires suffisoient-ils à sa subsistance. Ce ne fut qu'en l'an 1337 que le hasard fit tomber sous sa main un manuscrit de Philosophie hermétique, écrit par un certain *Abraham* à *ew*, ou plutôt gravé sur des feuilles d'écorces d'arbres, enrichis de peintures très-curieuses, & dans lesquelles tous les secrets de la *Fraternité* se trouvoient expliqués de la façon la plus intelligible, pour ceux à qui la Philosophie hermétique étoit familière. Ce trésor n'avoit (dit-on) coûté à *Flamel* que deux florins, attendu que le vendeur en ignoroit l'importance. Il en étoit à-peu-près de même de l'acquéreur, qui, après en avoir fait presque sa seule étude pendant près de vingt ans sans y rien comprendre, prit enfin le parti, après avoir copié ces mêmes peintures, de les attacher sur les murs de son petit logement, pour pouvoir consulter les Savans dont il copioit les Ouvrages, sur ce qu'ils pouvoient en penser (1).

Ce ne fut qu'en 1378, qu'enfin aussi fatigué qu'absolument dégoûté d'une aussi longue que laborieuse étude, il se détermina à passer en Espagne, dans l'espérance d'y trouver quelque Juif assez éclairé pour lui donner la clef des myf-

---

(1) La meilleure partie de cette histoire de *Flamel*, est tirée de son article qui se trouve dans un Livre très-curieux, & qui à ce titre nous semble mériter d'être connu, m'engage à en donner ici le titre entier, que voici : *Trésor des Recherches & Antiquités Gauloises, réduites en ordre alphabétique, & enrichi de beaucoup d'origines, d'épitaphes & autres choses rares & curieuses ; comme aussi de beaucoup de mots de la langue* THYOISE *ou* THEUTOFRANQUE. *Paris*, 1565, *in*-4°.

tères qu'il croyoit toujours devoir contenir ce manuſcrit. Cependant, pour prévenir le ridicule d'un voyage entrepris par un motif, en apparence, ſi chimérique, il feignit d'avoir fait un vœu d'aller en pélerinage à *S. Jacques de Compoſtelle*, eſpèce d'acte de piété, alors fort à la mode. Après beaucoup de recherches infructueuſes, il parvint pourtant enfin à lier connoiſſance, dans le Royaume de *Léon*, avec un grand *Phyſicien*, nouvellement converti à la religion Chrétienne, & dès long-tems verſé dans la ſcience dont traitoit l'Ouvrage en queſtion. Après être convenus de leurs faits, *Flamel* ayant engagé le Juif à le ſuivre à Paris, à peine arrivoient-ils à *Orléans*, que l'*Iſraélite*, déja d'un certain âge, & peu fait à la fatigue, tomba malade, & mourut quelques jours après (1).

(1) Attendu que l'hiſtoire de *Flamel* n'a été rédigée que long-tems après ſa mort, il eſt très-poſſible qu'il ſe trouve quelques mépriſes dans la relation des circonſtances par-

De façon que *Flamel*, très-déſolé d'avoir ainſi perdu ſon ami, n'eut rien de plus preſſé que de revenir à Paris, où ayant mis à profit les inſtructions qu'il avoit reçues du Juif, il ſe remit à l'étude de ſon Livre, & avec tant de ſuccès, que trois ans après, c'eſt-à-dire en Janvier 1382, il fit une projection d'une aſſez forte quantité de mercure, qu'il tranſmua en argent; & que le 25 Avril ſuivant, il en tranſmua beaucoup plus encore en or très-fin.

Après avoir ſouvent répété ces mêmes expériences, & par conſéquent acquis de grandes richeſſes, il ne vécut pas moins avec ſa femme, nommée *Pernelle*, de la façon la plus modeſte, & même au point de n'uſer, ainſi que ci-devant, d'autre

---

ticulières, relativement à ſes aventures. Mais il eſt une remarque à faire ſur ce ſujet, qui, je crois, peut ſervir à prouver la réalité de l'hiſtoire : c'eſt que ce même manuſcrit du *Juif Abraham* à *ew*, a été dans la poſſeſſion du Cardinal de *Richelieu*, ainſi que l'a dit affirmativement à *Borel* le Comte de *Cabbines*, après l'avoir vu & examiné.

vaiſſelle que de terre. Ils ne faiſoient pourtant pas moins vivre un grand nombre de pauvres, ne fondèrent pas moins quatorze Hôpitaux, bâtirent trois Chapelles, réparèrent & dotèrent ſept Egliſes ; leurs différens actes de charité étonnèrent enfin tellement tout Paris, que *Charles VI*, qui régnoit alors, curieux de ſavoir d'où pouvoit leur venir tant de richeſſes, chargea M. de *Cramoiſi*, Maître des Requêtes, Magiſtrat d'une probité reconnue, d'aller prendre connoiſſance de leurs affaires ; & auquel *Flamel* répondit d'une manière ſi ſatisfaiſante, que les informations n'eurent depuis aucune ſuite, & qu'on laiſſa ces honnêtes époux dans la poſſeſſion du ſeul privilège dont ils étoient jaloux, c'eſt-à-dire celui de faire librement tout le bien qui pouvoit être en leur puiſſance (1).

(1) Ce fait ne fut jamais, ni ne peut être conteſté. Et ce qui prouve que *Flamel* dut toutes ſes richeſſes à ſa liaiſon avec le Juif dont on vient de parler, ſont les peintures

Les circonſtances étonnantes de cette hiſtoire, les richeſſes immenſes de *Flamel* & de ſa femme, toutes leurs fondations, ainſi que la prodigieuſe fortune qu'ils laiſſerent après leur mort, ſont tous faits ſi bien atteſtés, qu'ils ne ſont ſuſceptibles d'aucune conteſtation. Car s'il étoit poſſible qu'il s'en trouvât, le teſtament de cet homme extraordinaire, accompagné de quarante actes authentiques, d'autant de fondations de charité, qui ſont encore dans les archives de *S. Jacques de la Boucherie*, ſuffiroient pour confondre les plus déterminés incrédules. Il eſt pourtant vrai que les différens Traités, écrits par *Flamel*, ſont extrêmement obſcurs, & d'autant plus qu'ils ſont tous également en ſtyle allégorique, & dès-là ſuſceptibles de diffé-

---

hiéroglyphiques appoſées ſur ſon tombeau, ainſi que les Traités qu'il a laiſſés ſur ce ſujet, particulièrement l'Ouvrage intitulé : *le Grand Eclairciſſement de la* PIERRE PHILOSOPHALE, *pour la tranſmutation de tous les métaux ;* par *Nicolas Flamel*, in-8°. *Paris*, 1628.

rentes interprétations, ſans pouvoir ſe flatter d'avoir ſaiſi la véritable, qu'il a (dit-on) laiſſée à un de ſes neveux. Il eſt même vrai que ſi ce ſecret n'eſt pas reſté dans ſa famille, ce fut uniquement par l'indiſcrétion d'un parent qui la paya de ſa tête (1). Je ne dois pourtant pas diſſimuler la tentative qui a été faite pour détruire entièrement cette hiſtoire; mais non pas en déniant les faits, car elle n'eût pu paroître que ridicule, attendu qu'il eſt encore des centaines de pauvres gens qui ne ſubſiſtent que des fondations faites par *Flamel* & ſa femme, & qui dès-là ſont autant de témoins vivans de la vérité de cette partie de notre Relation.

Le but de cette tentative, étoit de prétendre indiquer un autre moyen, à la faveur

(1) Ce parent s'appelloit *du Parrin*. Le dernier de ce nom étoit Médecin, dans les papiers duquel ce ſecret fut trouvé, j'entends ſeulement une partie de la *poudre de projection*, par un nommé *du Bois*, qui s'étant aviſé d'en faire l'eſſai en préſence de pluſieurs perſonnes, fut peu après pendu en *Grève*, par ordre du Cardinal de *Richelieu*.

duquel *Flamel* avoit acquis toutes ſes richeſſes. Ils diſoient en conſéquence qu'il étoit Notaire public ; & qu'au tems où les *Juifs* furent chaſſés de la France, ſe trouvant dépoſitaire d'une grande partie de leur fortune, il ſe l'étoit indignement appropriée (1).

Dès-là, tous ceux qui regardent ce qui touche la ſcience hermétique comme autant de fables, n'ont pas manqué d'adopter cette interprétation. Mais comment ſeroit-il poſſible, ou même probable, que deux perſonnes auſſi honnêtes & auſſi pieuſes, qui ont toujours & généralement paſſé pour l'être, euſſent pû ſe rendre coupables d'un crime auſſi atroce que celui d'avoir ainſi violé la foi due à un dépôt, uniquement dans la vue de l'employer à des œuvres de pure charité ? S'ils euſſent vécu

(1) Cette nouvelle hiſtoire, autant que je puis me le rappeller, fut primitivement haſardée par *Gabriel Naudé*, Ecrivain auſſi chaud qu'humoriſte ; & depuis fut copiée par *George Hornius*, dans ſa Préface pour les Œuvres de *Geber*, & de-là par pluſieurs autres Auteurs.

depuis ce tems dans l'abondance & dans le luxe, que leurs immenses richesses les mettoient en état de se permettre, l'histoire dont il s'agit eut pu sans doute acquérir quelque espèce de crédit; mais d'imaginer que deux personnes aussi simples que sobres, qui auparavant menoient la vie la plus réglée & la plus frugale, se fussent déterminés à acquérir cette même fortune, uniquement pour la dépenser sans en jouir eux-mêmes, & ce par des moyens aussi bas que frauduleux, c'est, pour peu qu'on y réfléchisse, ce qui ne peut être regardé que comme absolument incroyable.

D'ailleurs, si telle eut été la vraie source de leur fortune, comment rendre raison de deux circonstances essentielles qui en combattent la vraisemblance? La première, que le Roi de France se fût tenu pour satisfait du compte rendu par *Flamel*, sur ce sujet, au Magistrat *Cramoisi*; l'autre, que cette histoire n'ait jamais transpirée dans le monde, non-ſeulement tant que cet homme & ſa femme ont vécu, pendant la durée de plus d'un ſiècle depuis leur mort? Mais, attendu que je ne ſuis que trop inſtruit qu'il eſt des gens, qui dans la crainte de paſſer pour trop crédules, ſont toujours diſpoſés à ſaiſir tout ce qui ſemble oppoſé à tout ce qui peut être, je crois ne devoir répondre à leur incrédulité que par cet unique argument, auquel je les invite, s'il ſe peut, à répondre : c'eſt que ſuivant l'Hiſtoire, les *Juifs* ont en effet été chaſſés deux fois de France, d'abord en 1180, c'eſt-à-dire très long-tems avant la naiſſance de *Flamel*; & depuis en 1406, pluſieurs années après les fondations des deux époux, & que ſept années après ſa mort & celle de ſa femme *Parnelle.* Mais j'entends déja quelque critique captieux, qui s'écrie : » Eh! que » nous fait, dès qu'ils ſont morts comme d'autres, l'hiſtoire de *Flamel* & de » ſa femme? Quel rapport peut-elle » donc avoir avec celle de votre *Her-*

» *mippus ?* Ou quelle eſpèce de parité
» prétendez-vous trouver relativement à
» votre objet, entre l'alchymie & l'ha-
» leine ou la reſpiration des jeunes vier-
» ges, lorſqu'il s'agit uniquement de la
» prolongation de la vie humaine ? »
Silence, je vous prie ! je vous ai promis quelques particularités concernant *Nicolas Flamel*, juſqu'ici peu connues, qui même ont échappées à l'attention de tous ceux qui ont écrit l'hiſtoire des Philoſophes hermétiques, depuis le noble *Olaus Borrichius* juſqu'à l'Abbé *Lenglet Dufreſnoy* (1) ; & c'eſt ce dont je vais m'acquitter.

Mais permettez-moi d'abord, de vous obſerver que ma Relation eſt tirée des Voyages de *Paul Lucas*, faits par ordre de *Louis XIV*, dans *la Grèce*, *l'Aſie mineure*, *la Macédoine & l'Afrique*, pour

---

(1) Si le Lecteur veut être plus amplement inſtruit des aventures de cet Adepte, il peut conſulter l'*Hiſtoire de la Philoſophie hermétique*, depuis peu publiée par M. l'Abbé *Lenglet Dufreſnoy*.

la recherche des Antiquités qui s'y trouvent encore, qui a dédié ſon Ouvrage à ce Monarque, & qui dès-là doit du moins être préſumé rendre compte de ce qu'il a vu & cru vrai ; car il n'eſt perſonne à qui le caractère de ce Prince eſt un peu connu, qui ſoit dans le cas d'imaginer qu'il eût ſouffert que cet homme eût répandu ſes rêveries, ſes menſonges dans le monde, ſous la ſanction de ſon nom ; bien moins encore, qu'après s'être rendu coupable d'une telle inſolence, il l'eût encouragé, protégé, & employé de nouveau comme il a fait, juſqu'aux dernières années de ſon règne. C'eſt donc en partant de la réputation qu'ont acquis ces mêmes *Voyages*, que je vais entrer en matière (1).

Il n'eſt peut-être pas hors de propos de rappeller à mes Lecteurs, que je leur tiens exactement parole.

---

(1) *Voyez* la Préface du Voyage de *Paul Lucas*, fait par ordre du Roi, dans la *Grèce*, &c. Amſterdam 1714, *in*-12, 2 vol.

Paul Lucas n'étoit ni Philoſophe hermétique, ni Chymiſte, ni très-profond dans les hautes Sciences; & même, en partant de ſes Ecrits, ni grand Artiſte, ni même trop adroit; mais un hardi, bourru, franc & déterminé Voyageur, qui avoit vu beaucoup, & qui apprenoit volontiers au monde tout ce qu'il avoit vu. Si en partant de-là quelqu'un le ſuppoſoit crédule, & dans le cas de ceux à qui l'on en fait aiſément accroire, je n'ai rien à répondre; je ne prétends pas plus me rendre garant de la ſolidité du jugement & de l'intelligence d'un Voyageur, que de la véracité de la Philoſophie hermétique. Je ne fais que rendre les choſes telles qu'elles ſont, ou du moins telles qu'elles ſemblent être, & je laiſſe le ſurplus à la déciſion du Lecteur. Le ſeul point ſur lequel j'inſiſte, quant à la Relation de *Paul Lucas*, c'eſt qu'on n'a du moins pû lui en impoſer quant à la matière de fait, qu'il n'a pû rêver l'hiſtoire qu'il raconte; &, quant au reſte, que je déclare n'y prendre aucune eſpèce d'intérêt. Il eſt poſſible ſans doute qu'il pût être trompé par les Moines *mahométans*, car je conviens volontiers qu'en tous Pays les Moines ſont les mêmes. Mais il eſt, je crois, plus que tems d'en venir à notre hiſtoire ; & la voici :

Il affirme qu'étant à *Bruſſe*, dans la *Natolie*, & en ſortant pour aller prendre l'air aux environs d'un petit village, nommé *Bournons-Bachy*, conjointement avec une perſonne de diſtinction, il lui arriva l'aventure ſuivante, & que je vais tranſcrire d'après ſes propres réflexions (1).

(1) Il eſt aſſez remarquable, que depuis qu'a paru la première édition du préſent Ouvrage, nous ayons découvert une bien ſingulière autorité en faveur de cette hiſtoire, dans le Livre d'un autre Voyageur, dont l'intégrité, ainſi que les autres qualités requiſes pour rendre un Hiſtorien non-ſuſpect, ſont univerſellement avouées ; c'eſt-à-dire celle de Sir *Paul Rycaut*, qui, dans ſon *Etat de l'Empire Ottoman*, en parlant du Tombeau, ainſi que de la Moſquée mentionnée dans ſon texte, s'exprime en termes qui fortifient ſingulièrement quelques circonſtances

» Nous fûmes enſemble à une petite » Moſquée, où eſt enterré un de leurs » plus fameux *Dervis :* c'eſt à-dire *Dervis* qui en a toujours eu la garde ; » & ces ſortes de lieux ſont deſtinés » aux promenades & aux récréations. » Nous fûmes introduits dans un petit » *Chioſte*, où nous trouvâmes quatre » *Dervis*, qui nous firent toutes les civilités imaginables, & nous invitèrent » même à manger avec eux. On nous » avoit aſſurés, & nous le connûmes » bientôt par leurs converſations, qu'ils

---

de la Relation du Voyageur François. *Voyez* l'Ouvrage indiqué, liv. 2, chap. 20.

» Au tems d'*Orcan II*, (dit-il) Sultan *des Turcs*, qui » régna pendant trente-cinq ans, en vécut 83, & mourut » en la ſept cent ſoixantième année de l'*Hégire*, vivoit » dans la ville de *Beruſſe*, alors capitale de l'Empire, un » fameux *Santon*, nommé *Hérewi*, qui, par eſprit de » charité, étoit dans l'uſage d'errer du matin au ſoir, » pour ramaſſer, & même au beſoin acheter, tout ce » qu'il ſavoit pouvoir ſervir à la nourriture des chiens & » des chats qu'il rencontroit par la ville. Il vivoit dans la » pauvreté & les mortifications les plus auſtères, & avec » tant de ferveur, que les Anges mêmes (dit-on) deſcen-

» étoient des *Dervis* illuftres, & vérita-
» blement favans. Il y en avoit un qui
» fe difoit du pays des *Usbecs :* il me pa-
» rut plus docte encore que les autres ;
» & je crois qu'il favoit toutes les lan-
» gues du monde.

» Comme il ne me connoiffoit pas
» pour François, après avoir parlé *Turc*
» pendant quelque tems, il me demanda
» fi je favois parler Latin, Efpagnol ou
» Italien ? Je lui dis qu'il pouvoit me
» parler Italien ; mais il remarqua bien-
» tôt que ce n'étoit pas ma langue natu-

» dirent du Ciel, pour être témoins d'une fi fainte péni-
» tence. La réputation d'un fi rare & fi faint perfonnage,
» piqua la curiofité du Sultan, au point de vouloir le con-
» noître, & apprendre de lui-même fon hiftoire. A quoi
» le *Santon* lui répondit en s'écriant, qu'il avoit jadis été
» Roi, qu'il defcendoit de *Mahomet*, avoit par la force
» de fes armes entourés fes Etats des fleuves du *Nil*, de
» l'*Euphrate*, du *Tigris*, & fait trembler l'Univers au feul
» bruit de fon nom. Mais que fe trouvant enfin très-con-
» vaincu de la fotte vanité des chofes de ce monde, il s'étoit
» entièrement dévoué à la vie folitaire, après avoir obfervé
» fans regrets toutes les chimériques jouiffances dont fe
» bercent les prétendus *Grands* de la terre.

» relle. Ainsi jugeant que je n'étois pas » d'Italie, il me pria de lui dire de quel » pays j'étois. Lorsqu'il le sut, il me » parla François comme un homme qui » auroit été élevé à Paris.

» Comment! lui dis-je, auriez-vous » demeuré en France? Il me répondit » qu'il n'y avoit jamais été, mais que » son inclination le portoit fort à entre- » prendre ce voyage. Je l'excitai beau- » coup à le faire; &, pour le persuader, » je lui dis qu'il n'y avoit point de Royau- » me sur la terre où l'on fût plus poli;

» A ce propos (continue l'historien) le Sultan, aussi sur- » pris qu'édifié: Je voudrois bien (s'écria-t-il) que désor- » mais on se gardât de n'envisager qu'avec mépris ceux, » qui, sous l'apparence de gens extravagans ou insensés, » vivent aussi pauvres qu'errans dans le monde; car leurs » vertus peuvent être en effet aussi respectables que rares: » je crois même, dans cet homme, entrevoir un fond de » sainteté si respectable, que je me regarde moi-même » comme indigne du nom de l'un de ses serviteurs!

» Et telle est la raison (ajoute le Voyageur Anglois) » pour laquelle, à dater de cette aventure, les insensés » & les extravagans sont honorés & même respectés chez » les *Turcs*, comme gens que l'enthousiasme a transportés

» que les Etrangers, sur-tout, y étoient » bien reçus par-tout, & qu'il ne pou» voit attendre que beaucoup de satis» faction d'un pareil voyage. Non, non, » me répondit-il, je n'en ferai rien : » je serois bien fou de compter sur de » pareilles espérances ; je suis un savant, » ainsi je sais qu'on ne m'y laisseroit pas » en repos, c'en est assez pour n'y plus » songer. J'eus beau l'assurer qu'il se » trompoit ; qu'on lui avoit sans doute » mal parlé de mon pays ; que la Fran» ce, au contraire, étoit une pépinière

---

» au point de les élever infiniment au-dessus de la consti» tution ordinaire de l'homme.

» Au surplus cet *Hérewi* étoit extrêmement savant, ainsi » qu'expérimenté dans la Chymie ; & à ceux de son ordre » qui professoient régulièrement leur Religion, au lieu » d'*aspres* (petite monnoie de cuivre) il ne donnoit jamais » que de l'or. Il portoit une veste verte, vivoit très-sobre» ment, raccommodoit lui-même ses habits, & faisoit la » cuisine du Couvent. Il dota plusieurs Mosquées & plu» sieurs Hôpitaux, tant au grand *Caire* qu'à *Babylone*. » Son tombeau est à *Berusse*, où il attire un grand nom» bre de Pélerins, & se trouve très-décoré par la munifi» cence de ceux qui révèrent la mémoire de ce saint & cé» lèbre *Santon*. »

» de Savans ; & que le Roi dont j'avois » l'honneur d'être le Sujet, les avoit tou- » jours aimés. J'eus même beau lui dire » que, quoique je ne fusse pas de ces » Savans de profession, Sa Majesté ne » laissoit pas de me faire faire à ses dé- » pens les voyages où il me voyoit en- » gagé ; & cela afin de découvrir les » choses qui restent encore à connoître, » pour perfectionner les Sciences : com- » me les herbes qui peuvent servir à la » Médecine ; les Monumens antiques » qui peuvent éclairer les faits de l'An- » tiquité, & par conséquent rendre » l'Histoire plus sûre & plus complette ; » les Pays mêmes, dont la vue vérifie » les cartes géographiques. Enfin, j'eus » beau lui rapporter des preuves de l'a- » mour qu'on a en France pour les Scien- » ces & pour les Savans, il attribua le » tout au climat, & ne parut approuver » rien de ce que je disois, que par un » effet de sa civilité. Il étoit pourtant » ravi de m'en entendre parler si avan-

» tageuſement : il me dit même qu'il en
» prendroit peut-être quelque jour le
» chemin. La converſation finie, les *Der-*
» *vis* nous menèrent à leur maiſon. Elle
» eſt au bas de la montagne, & proche
» de *Bournons-Baſchy*. Nous y prîmes
» le café ; je pris enſuite congé d'eux,
» & leur promis de revenir les voir. De-
» là je fus dans un endroit voiſin, où je
» trouvai trois inſcriptions, que j'ai mi-
» ſes à la fin de ce volume, *pages* 14,
» 15 *&* 16.

» Le 10, le *Dervis* des *Usbecs* me ren-
» dit une viſite. Je le reçus le mieux
» qu'il me fut poſſible ; & comme il m'a-
» voit paru un Savant curieux, je lui fis
» voir des manuſcrits que j'avois ache-
» tés, qu'il trouva rares, & de bons Au-
» teurs. Je dirai à la louange de ce *Der-*
» *vis*, que c'étoit un homme dont l'ex-
» térieur même étoit véritablement ex-
» traordinaire. Il m'apprit de fort belles
» choſes ſur la Médecine, & il m'en
» promit par la ſuite encore bien d'au-

» tres. Mais il faut, me dit-il, quelques » préparations de votre part, & j'eſpère » que vous ſerez quelque jour en état de » profiter des lumières que je puis ré- » pandre dans votre entendement.

» A le voir, on ne lui auroit pas » donné plus de trente ans; mais à ſes » diſcours il paroiſſoit avoir déja vécu » plus d'un ſiècle. On ſe le ſeroit mê- » me encore plus perſuadé, par le récit » qu'il faiſoit de pluſieurs longs voyages » qu'il diſoit avoir faits.

» Il me conta qu'ils étoient ſept amis » qui couroient ainſi le monde, tous » ſept dans l'intention de devenir plus » parfaits; qu'en ſe quittant, ils ſe don- » noient rendez-vous dans quelque ville » pour vingt ans après; & que les pre- » miers arrivés ne manquoient pas d'y » attendre les autres. Cela me fit croire » que cette fois-là *Beruſſe* avoit été choi- » ſie pour le rendez-vous de ces ſept » Savans. Ils y étoient déja quatre; & » ſi unis entre eux, qu'on voyoit bien

» que ce n'étoit pas le hasard, mais une
» longue connoissance qui les y avoit
» rassemblés.

» Dans un long entretien avec un
» homme d'esprit, on a occasion de par-
» ler de plusieurs curiosités : la Religion
» & la Nature furent tour-à-tour le su-
» jet de nos discours. Nous tombâmes
» enfin sur la Chymie, l'Alchymie & la
» Cabale ; & je lui dis que tout cela, &
» sur-tout les idées sur la *Pierre philo-*
» *sophale*, passoient dans l'esprit de bien
» des gens pour des sciences fort chi-
» mériques.

» Cela ne vous doit pas étonner, me
» répondit-il : premièrement, rien ne
» doit surprendre dans cette vie ; le vé-
» ritable Sage écoute tout, sans scan-
» dale. Mais s'il a assez de modération
» pour ne pas brusquer un vulgaire igno-
» rant, est-il obligé d'abaisser son esprit,
» parce que les autres ne sauroient com-
» prendre ce qu'il voit ? Et doit-il se
» soumettre au jugement d'une populace

» aveugle, parce qu'elle ne ſauroit ſou-
» tenir une lumière, dont les yeux du
» vrai Sage ne peuvent être éblouis?
» Qui dit vrai Sage, continua-t-il, dit
» un homme à qui ſeul il appartient de
» philoſopher. Il n'a aucune attache pour
» le monde; il voit tout renaître & mou-
» rir en ſa préſence, ſans en prendre le
» moindre ſouci. Il peut ſe procurer plus
» de richeſſes que n'en ont les plus grands
» Rois; mais il met tout ſous ſes pieds;
» ce mépris généreux le rend, dans l'in-
» digence même, ſupérieur à tous les
» évènemens.

» Je l'arrêtai en cet endroit : avec tou-
» tes ces belles maximes, lui dis-je, le
» Sage meurt comme les autres hommes.
» Que m'importe donc d'avoir été ſage
» ou fou toute ma vie, ſi la ſageſſe n'a
» aucun privilège au-deſſus de la folie,
» & que l'un n'empêche pas de mourir
» plutôt que l'autre? Ah! reprit-il, je
« vois bien que vous n'avez connu aucun
» Philoſophe.... Apprenez donc qu'un

» Philoſophe, tel que je vous le peins,
» meurt, à la vérité, (car la mort eſt une
» choſe attachée à la Nature, & dont
» il n'eſt pas de l'ordre de s'exempter)
» mais qu'il fait aller au terme, c'eſt-à-
» dire juſqu'au tems qui a été marqué
» par le Créateur. L'on a obſervé que
» ce tems eſt de mille ans, & que c'eſt
» ſeulement juſque-là que vit le Sage.
» Il y parvient par la connoiſſance qu'il
» a de la vraie Médecine. Par elle, il
» fait éloigner de lui tout ce qui empê-
» che les fonctions, & peut détruire le
» tempérament de ſa nature. Par elle,
» il apprend toutes les choſes dont Dieu
» avoit donné la connoiſſance au pre-
» mier homme. Le premier homme les
» connut par ſa raiſon; mais ce fut cette
» même raiſon qui les lui ôta de l'eſprit;
» parce qu'étant parvenu à ces connoiſ-
» ſances naturelles, il y mêla ſes pro-
» pres idées. Par cette confuſion, qu'en-
» fantoit une folle curioſité, il rendit
» défectueux l'ouvrage même du Créa-

» teur ; & c'eſt ce que le Sage tâche de » redreſſer. Les animaux, n'agiſſant que » par inſtinct, ſe ſont conſervés dans la » première inſtitution ; ils ne vivent pas » moins à préſent qu'au commencement » du monde. L'homme eſt beaucoup plus » parfait ; mais a-t-il fait uſage de cette » diſtinction avec laquelle on l'avoit re- » gardé ? & n'a-t-il pas, par ſa propre » faute, perdu ce beau privilège de vi- » vre mille ans, qu'il devoit conſerver » avec tous les ſoins poſſibles ?

» C'eſt donc là, pourſuivit-il, ce que » les véritables Sages ont trouvé... Et » afin que vous ne vous y trompiez plus, » c'eſt-là ce qu'on appelle la *Pierre phi-* » *loſophale*, qui n'eſt point une ſcience » chimérique, comme le penſent les de- » mi-ſavans, mais une choſe très-réelle. » Au reſte, elle eſt connue de peu de » gens, & comme impoſſible à la plupart » que l'avarice ou la débauche tuent, » ou que l'envie de vivre fait très-ſouvent » mourir.

» Surpris de tout ce que j'entendois : » comment, lui dis je, vous voudriez » assurer que tous ceux qui ont trouvé » la *Pierre philosophale* vivent mille ans? » Sans doute, répliqua-t-il, d'un ton » plus sérieux. Lorsque Dieu a favorisé » quelques mortels de cette belle con- » noissance, il ne tient qu'à lui de » vivre mille ans, comme le premier » homme.

» Je lui dis alors, que dans notre pays, » il s'étoit trouvé quelques-uns de ces » heureux mortels, qu'on disoit avoir eu » la science vivifiante ; mais qu'assuré- » ment ils n'avoient pas attendu un âge » si décrépit pour aller dans l'autre mon- » de. Mais, me dit-il, ne savez-vous » pas qu'on donne le titre de Philoso- » phe, à grand marché ? Mais, ou ils ne » l'étoient pas, ou ils ont dû vivre le » tems que je vous dis.

» Je lui parlai enfin du célèbre *Fla-* » *mel*, & lui dis que, malgré la *Pierre* » *philosophale*, il étoit mort dans toutes

» les formes. A ce propos, il se mit à
» rire de ma simplicité. Et comme j'a-
» vois déja commencé presqu'à le croire
» sur tout le reste, j'étois fort étonné
» de le voir douter de ce que je venois
» d'avancer. S'étant bientôt apperçu de
« ma surprise, il me demanda de nou-
» veau, sur le même ton, si j'étois assez
» bon pour croire que *Flamel* fût en effet
» mort? Et sur ce que je tardois à ré-
» pondre : non, non, reprit-il, vous
» vous trompez ; *Flamel* & sa femme ne
» savent encore ce que c'est que la mort.
» Il n'y a pas trois ans que je les ai lais-
» sés, l'un & l'autre, aux *Indes* ; & c'est
» un de mes plus fidèles amis.

» Il alloit même me marquer le tems
» où ils avoient fait connoissance ; mais
» il se retint, en me disant qu'il alloit
» m'apprendre son histoire, que sans
» doute on ne savoit pas dans mon pays.

» Nos Sages, continua-t-il, quoique
» rares dans le monde, se rencontrent
» également dans toutes les Sectes, &

» elles ont en cela peu de ſupériorité les
» unes ſur les autres. Du tems de *Fla-*
» *mel*, en France, il y en avoit un de
» la religion *Juive*, qui pendant les pre-
» miers tems de ſa vie, s'étoit attaché
» à ne point perdre de vue les deſcen-
» dans de ſes frères. Et ſachant que la
» plupart s'étoient réfugiés en France,
» le deſir de les voir l'obligea à nous
» quitter pour en faire le voyage. Nous
» fîmes tout ce que nous pûmes pour
» l'en détourner; mais ſon envie extrê-
» me le fit partir, avec promeſſe cepen-
» dant de nous rejoindre le plutôt qu'il
» ſeroit poſſible. Arrivé à Paris, il trou-
» va que les deſcendans de ſon père y
» étoient morts chez les Juifs, en grande
» eſtime. Il vit, entre autres, un Rabin
» de ſa race, qui paroiſſoit vouloir de-
» venir ſavant, c'eſt-à-dire qui cherchoit
» la véritable Philoſophie, & travailloit au
» *grand Œuvre*. Notre ami ne dédaignant
» point de ſe faire connoître à ſes petits-
» neveux, lia avec lui une amitié étroite,

» & lui donna beaucoup d'éclairciſſe-
» mens. Mais comme la première *ma-*
» *tière* eſt longue à faire, il ſe contenta
» de mettre par écrit toute la ſcience
» de l'*Œuvre ;* & pour lui prouver qu'il ne
» lui avoit point écrit de fauſſetés, il fit
» en ſa préſence une *projection* de trente
» *ocques* (1) de métal, qu'il convertit en
» or le plus pur. Sur quoi le *Rabin*, plein
» d'admiration pour notre *Frère*, fit tous
» ſes efforts pour le retenir auprès de
» lui. Ce fut envain ; il ne voulut pas
» nous manquer de parole. Enfin le *Juif*,
» ne pouvant rien obtenir, changea tout-
» à-coup ſon amitié en une haine mor-
» telle ; & l'avarice lui fit prendre le
» deſſein d'éteindre une des lumières de
» l'Univers. Mais voulant diſſimuler, il
» pria ce Sage de vouloir bien reſter en-
» core quelques jours chez lui ; & pen-
» dant ce tems-là, par une trahiſon auſſi
» noire qu'inouie, il le tua, & lui prit

(1) Un *ocque* pèſe trois livres.

» tous ſes papiers. Mais les actions atro-
» ces ne peuvent reſter long-tems impu-
» nies : le Juif, découvert & arrêté,
» tant pour ce crime que pour d'autres
» dont on le convainquit, fut brûlé tout
» vif. La perſécution des *Juifs* de Paris
» commença peu de tems après, & vous
» ſavez qu'ils furent chaſſés du Royau-
» me. *Flamel*, plus raiſonnable que la
» plûpart des autres Pariſiens, n'avoit
» pas fait difficulté de s'allier avec quel-
» ques autres *Juifs* ; il paſſoit même chez
» eux pour une perſonne d'une honnê-
» teté & d'une probité reconnues. Cela
» fut cauſe qu'un Marchand *Juif* prit le
» deſſein de lui confier ſes regiſtres &
» tous ſes papiers, perſuadé qu'il n'en
» uſeroit point mal, & qu'il voudroit
» bien les ſauver de l'incendie commun.

» Parmi ces papiers ſe trouvoient ceux
» du *Rabin* qui avoient été brûlés, & les
» livres de notre Sage. Le Marchand,
» ſans doute, occupé de ſon commerce,
» n'y avoit pas encore fait grande atten-

» tion;

» tion ; mais *Flamel* qui les examina de » plus près, y remarquant des figures de » fourneaux , d'alambiques & d'autres » vâſes ſemblables, & jugeant avec rai- » ſon que ce pouvoit être le ſecret du » *grand Œuvre*, crut ne devoir pas s'en » tenir là. Comme ces livres étoient *hé-* » *breux*, il s'en fit traduire le premier » feuillet ; & cela ſeul l'ayant confirmé » dans ſa penſée, pour uſer de prudence » & n'être pas découvert, voici la fa- » çon dont il s'y prit :

» Il ſe rendit en *Eſpagne* ; & comme » il s'y trouvoit des *Juifs* preſque par- » tout, dans chaque endroit où il paſ- » ſoit, il en prioit quelqu'un de lui tra- » traduire une page de ſon livre ; & » après l'avoir traduit tout entier par » ce moyen, il reprit le chemin de Paris. » En revenant en France, il s'étoit fait » un ami fidèle, qu'il y menoit avec lui, » pour travailler à l'*Œuvre*, & à qui il » avoit deſſein de découvrir ſon ſecret » dans la ſuite ; mais une maladie le lui

» enleva. Ainſi *Flamel*, de retour chez » lui, réſolut de travailler avec ſa fem- » me : ils réuſſirent ; & s'étant acquis » des richeſſes immenſes, ils firent bâtir » pluſieurs édifices publics, & enrichi- » rent nombre de perſonnes.

» La renommée eſt ſouvent une choſe » fort incommode ; mais un Sage ſait » par ſa prudence ſe tirer de tous les » embarras. *Flamel* vit bien qu'on fini- » roit par l'arrêter, dès qu'il ſeroit ſoup- » çonné d'avoir la *Pierre philoſophale* ; » & il y avoit peu d'apparence qu'on » fût encore long-tems ſans lui attribuer » cette ſcience, après l'éclat qu'avoient » produit ſes largeſſes. Ainſi, en vérita- » ble Philoſophe, qui ſe ſoucie très-peu » de vivre dans l'eſprit du genre-humain, » il trouva le moyen de fuir la perſécu- » tion, en faiſant publier ſa mort & celle » de ſa femme. Par ſes conſeils, elle fei- » gnit une maladie qui eut ſon cours ; » & lorſqu'on l'a dit morte, elle étoit » dans la Suiſſe, où elle avoit eu ordre

» de l'attendre. On enterra en sa place » un morceau de bois & des habits ; & » pour ne point manquer au cérémonial, » ce fut dans l'une des Eglises qu'elle » avoit fait bâtir. Ensuite il eut recours » au même stratagême ; & comme tout » se fait pour de l'argent, on sent qu'il » n'eut point de peine à gagner les Mé- » decins & les gens d'Eglise. Il laissa un » testament, dans lequel il recomman- » doit avec soin qu'on l'enterrât avec sa » femme, & qu'on élevât une pyramide » sur leur sépulture ; & pendant que ce » vrai Sage étoit en chemin pour aller » rejoindre sa femme, un second mor- » ceau de bois fut enterré en sa place. » Depuis ce tems, l'un & l'autre ont » mené une vie très-philosophique, tan- » tôt dans un pays, tantôt dans un au- » tre. Telle est la véritable histoire de » *Nicolas Flamel*, & non pas ce que vous » en croyez ni ce que l'on en pense sot- » tement à Paris, où très-peu de gens » ont connoissance de la vraie sagesse.

» Cette hiſtoire (continue *Paul Lucas*)
» eſt en effet, on ne ſauroit plus ſingu-
» lière; & me ſurprit d'autant plus, qu'elle
» m'étoit faite par un *Turc*, que je croyois
» n'avoir jamais mis le pied en France.
» Au reſte je ne la rapporte qu'en hiſto-
» rien, & je paſſe même pluſieurs autres
» choſes encore moins croyables, qu'il
» me raconta du ton le plus affirmatif. Je
» me contenterai de remarquer que l'on
» a ordinairement une idée trop baſſe de
» la ſcience des *Turcs*, & que celui dont
» je parle eſt un homme d'un génie ſupé-
» rieur. »

La ſurpriſe de notre auteur François, eu égard à la ſcience de ces peuples dans la Philoſophie hermétique, me paroît d'autant moins fondée, qu'elle eſt auſſi-bien connue dans l'Orient que dans nos climats. Ignore-t-on d'ailleurs que ce n'eſt que des *Arabes* que les Sages d'Europe l'ont reçue, laquelle, ainſi que preſque toutes les autres connoiſſances, leur ſont venues des anciens Grecs? Il eſt même vulgairement connu que ce fameux *Geber*, qui, à la tête de ses Ouvrages est qualifié du titre du Roi d'*Arabie*, fut le premier de leurs Ecrivains dans ce genre, & qu'on prétend qu'il vivoit & régnoit encore au commencement du huitième siècle. Mais j'ai appris depuis qu'il étoit né dans la province de *Chorassan*, & qu'au lieu d'avoir dû ses connoissances aux Grecs, il les tenoit des anciens *Perses*, dont les savans Prêtres les avoient tirées des Ecrits de leur Législateur *Zerdusath*, c'est-à-dire du *Zoroastre* des Grecs, qui fut père & fondateur de ces anciens *Mages*, & qui, de l'aveu de toute l'Antiquité, furent toujours connus comme très-versés dans les sciences occultes (1). Ce qui me porte à faire cette remarque, c'est qu'elle me semble mieux, qu'aucune autre, rendre raison des moyens par lesquels la science hermétique fut répandue dans l'Orient, où, sans qu'on puisse

(1) Et de-là, sans doute le voyage des trois Mages, à la Naissance de J. C. *Note du Traducteur.*

en douter, elle eut de tout tems de célèbres Professeurs, même dans les parties les plus reculées des *Indes*, ainsi que parmi les Tartares, sujets du *grand Lama*, (beaucoup plus instruits que les autres) & qui en conséquence prétend être immortel (1).

---

(1) Cette observation de notre Auteur prouve évidemment qu'il avoit fait de l'histoire de la Philosophie hermétique sa principale étude, puisque malgré la nouveauté de cette opinion à cet égard, elle présente une grande apparence de vérité. Le très-savant d'*Herbelot*, auquel nous devons tant de reconnoissances pour sa *Bibliothèque Orientale*, nous dit que ce même *Geber*, nommé *Giabar* par tous les Orientaux, étoit cru né à *Haran*, d'où lui-même ou son fils, fut surnommé *Al Harani ;* que le nom de son père étoit *Senan*, qu'on supposoit avoir reçu la science des *Zabians*, Secte de Lettrés connus dès le tems du Patriarche *Abraham*. Mais pour peu que nous réfléchissions sur le tems où il a vecu & flori, ainsi que sur les autorités qui le prouvent descendu du *Chorassan*, nous serons très-disposés à préférer le sentiment de notre Auteur ; car dans presque tout l'Orient nombre de Lettrés regardent & *Zardusach* & *Abraham* comme la même personne, sous deux noms différens. Ce n'est pourtant pas moins une erreur, puisque *Zardusach* dit qu'il professe la Religion d'*Abraham :* de façon, qu'à tout prendre, *Giabar* ayant tiré sa Philosophie des Disciples de *Zardusach*, peut probablement faire une mention honorable de ce même *Abraham*, dans ses nom-

A la *Chine* même, la Science hermétique a fleuri pendant plusieurs siècles; & si nous en croyons le Jésuite *Martini*, étoit connue & pratiquée deux mille ans avant l'Ere chrétienne. En supposant même que, soit une méprise, soit qu'on en ait imposé au Jésuite, ou qu'il ait voulu nous en imposer, il reste cependant deux choses également certaines: la première est que les *Chinois* ont de grandes prétentions à cette science; la seconde, c'est qu'ils en avoient des notions long-tems avant qu'ils ayent eu aucun commerce avec les Européens. Sur quoi je crois très-difficile d'imaginer avec quelque espèce de fondement, qu'ils ayent acquis cette espèce de connoissance, ou des *Arabes*, ou des *Grecs*, mais bien plutôt des Disciples de *Zardusaht*, après la dispersion des anciens

breux Traités, très-répandus dans l'Orient, quoique encore inconnus chez nous; & de-là peut être née l'opinion, qu'il étoit compatriote d'*Abraham*, & de la Secte des *Zabians*, que la plupart des Auteurs Orientaux confondent avec les *Mages*.

Perses ; attendu qu'il est très-connu qu'une grande partie de ces peuples infortunés se sont alors retirés dans les *Indes*. Mais si l'on en doit croire aux Historiens *Chinois*, ils étoient en possession d'une grande partie du Royaume, où ils ont laissé des monumens qui (dit-on) subsistent encore (1). Cette matière est, je crois, du nombre de celles qui jusqu'ici n'ont pas encore été suffisamment approfondies ; & c'est ce qui m'a fait hasarder ces remarques, dans l'espérance que de plus savans que moi les mettront dans un plus beau jour, en les appuyant par de plus grandes autorités que celles dont je me suis servies, & auxquelles je me suis borné, dans la crainte qu'elles ne me conduisissent un peu trop loin de mon objet.

---

(1) Il est assez surprenant, au premier coup-d'œil, de trouver des gens très-instruits, employer le même argument pour appuyer des sentimens absolument contraires. Un célèbre Auteur François présume que le goût pour la Chymie qu'ont les *Chinois*, est bien plus moderne qu'on ne l'ima-

Quoi qu'il en soit, je conviendrai volontiers, quelque soit le degré de connoissance que puissent avoir aujourd'hui les *Turcs* de la Science hermétique, qu'ils doivent la tenir, ainsi que le surplus de leur savoir, de leurs voisins, du moins les *Arabes* ; & que ceux d'entre eux qui ont voulu s'instruire, sur-tout depuis le règne de *Mahomet II*, en ont traduit les meilleurs Ouvrages, tant sur ce sujet, que sur toute autre espèce de Sciences. On doit pourtant observer, que bien que la Philosophie hermétique fût en grand crédit chez ces mêmes anciens *Arabes*, ainsi que très-perfectionnée par eux ; cela

---

gine, attendu que les Livres qui en traitent ne furent connus en *Europe* que dans le troisième siècle. Notre Auteur, au contraire, prétend que ce même goût qu'ont les *Chinois*, prouve chez eux l'antiquité de cette Science. Quant à la matière de fait, tous conviennent également qu'il est incontestable que la Philosophie hermétique est plus dominante à la *Chine* & dans les *Indes* qu'en *Allemagne* même, où nul n'est regardé comme Savant, s'il n'a du moins quelque teinture de cette Science.

n'a pourtant pas empêché plusieurs Savans de cette Nation de la regarder avec le plus profond mépris. *Abou Jouseph*, par exemple, en son lit de mort, dit à ses enfans : » Appliquez-vous à l'étude » de toutes les Sciences pour lesquelles » vous vous sentirez quelqu'inclination ; » votre tems ne sauroit être plus utile- » ment employé : car toute espèce de » science, dans tous les états de la vie » que ce puisse être, peut être profira- » ble ; excepté les trois suivantes, l'*As-* » *trologie*, l'*Alchymie*, & la *Controverse*. » La première n'a d'autre effet sur nous » que d'ajouter à toutes les misères de » la vie, en nous inspirant mille fausses » terreurs, indépendamment de toutes » celles que nous inspirent déja les vicissi- » tudes de la fortune ; l'Alchymie nous » conduit à l'aumône, en nous promet- » tant des trésors, & nous flatte d'être » au moment d'aller habiter un Palais, » dans l'instant même que nous sommes

» ſur le grand-chemin d'un hôpital. L'in-
» duſtrie enfin, mes enfans, eſt la ſeule
» & vraie *Pierre philoſophale*, pourvu
» qu'elle ſoit accompagnée de la crainte
» de Dieu. La Controverſe, eſt l'occu-
» pation des ames oiſeuſes, qui doutent,
» diſputent toujours, & finiſſent par ne
» plus rien croire. Gardez-vous donc,
» vous dis-je mes enfans, de ces trois
» trompeuſes Sciences ! & appliquez-vous
» d'ailleurs à celle qui vous plaira la
» plus. »

Il eſt d'uſage que les Sultans & autres grands Seigneurs ne faſſent jamais ériger une Moſquée, ſans y ajouter un Collège, dans lequel un certain nombre de *Dervis* ou Moines, ſoient entretenus aux dépens des pieux fondateurs ; & que ces Religieux s'occupent aſſez généralement aux parties les plus curieuſes des Sciences, & ſpécialement des plus occultes (1). De ſorte que notre Auteur de-

(1) A l'appui de ce que notre Auteur avance ici, je crois devoir citer un paſſage aſſez remarquable de l'Ouvrage

voit être moins ſurpris que ces ſortes de Sciences fuſſent connues des Mahométans. On auroit donc bien plus droit de l'être en apprenant qu'ils ont même quelque connoiſſance du progrès des Sciences en Europe, & des noms de ceux qui les profeſſent, attendu qu'il s'en faut de beaucoup que tous les Turcs ſoient en effet auſſi complétement ignorans qu'on le penſe ; qu'il en eſt même, & le nombre n'en eſt pas médiocre, à qui nulle des Sciences connues ne ſoient plus ou

---

intitulé : *De l'état de l'Empire Turc ou Ottoman*, de *Sire Paul Ricault.*

» Les *Eſchraki*, dit-il, ce qui ſignifie *Illuminés*, ſont » une Secte purement Platonique, contemplative, divine, » & du nombre exiſtant en Dieu ; car quoiqu'ils tiennent » à l'unité, ils ne nient cependant pas la Trinité, qu'ils » regardent comme un nombre procédant de l'unité : ce » qu'ils expliquent par trois plis qu'ils font à un mouchoir, » qui peuvent être ſuſceptibles de la dénomination de *trois*, » mais qui étant défaits ou étendus, ne ſont plus qu'un ſeul » & même morceau de linge. Ces Religieux ne ſont pas » grands admirateurs de l'*Alcoran*, excepté de ce qui s'y » trouve de favorable à leur doctrine. Ils rejettent volon» tiers le ſurplus, parce que dans la contemplation de l'Être » ſuprême, ils mépriſent très-ſouverainement toutes les

moins familière, & sur-tout en ce qui a quelque rapport à l'histoire des Nations ; & la raison en est que leur Science, ainsi que celle des *Arabes*, est le fruit de leurs conquêtes, & qu'en conséquence les bornes en sont les mêmes.

Quant à la Science spéculative, dont ils ont les principes dans leur propre langue, les Religieux, & sur-tout les *Dervis*, la portent au plus haut degré; on rencontre

---

» idées voluptueuses & les idées aussi terrestres que grossières, qu'annonce *Mahomet* des plaisirs célestes, pour séduire & attirer à sa doctrine les esprits aussi frivoles que bornés de ses disciples. De cette Secte sont aussi tous les *Schigs*, ou Prêcheurs, appartenant à la Mosquée royale, » toujours constans dans leurs actes de dévotion, toujours » sobres, & même dans leur façon de vivre, abstinens; » mais tous aussi gais que de physionomie prévenante, » grands amateurs de la Musique, ainsi que de la Poësie; » mais d'ordinaire bornés à une espèce de chansons faites » pour amuser agréablement leur auditoire. Ils sont même » très-généreux, compatissans aux foiblesses humaines, peu » sensibles à l'appât des richesses, & naturellement aussi réservés que peu propres à l'intrigue; au moyen de quoi » ces bonnes gens se sont acquis la plus grande considération dans *Constantinople*. Ils sont d'autant plus partisans

même chez eux un aussi grand nombre de Mathématiciens, que de disciples de *Malebranche*, de *Leibnitz* & de *Wolff*.

Telle est enfin l'histoire de *Flamel*, & telle que je l'ai promise; & si le Lecteur desire savoir à quelle fin je l'ai rapportée, & quelle espèce de connection elle peut avoir avec mon principal sujet, je vais en peu de mots l'en instruire.

Conformément à mes idées, qui sont en partie fondées sur les Ecrits de ce

» des agrémens, joints à la beauté dans la jeunesse, que » c'est pour eux matière à contemplation, eu égard aux » idées qu'ils aiment à se former de la beauté innée. Ils » aiment l'homme, (disent-ils) comme formé par Dieu » même, & disent que cet amour rejaillit sur le Créateur. » Aussi le choix de leurs disciples tombe-t-il toujours sur » ceux dont la figure est aussi agréable que susceptible de » dignité, & auxquels ils inspirent tous les préceptes con- » cernant l'obéissance, la gravité de leur état, & toutes » les vertus qui décorent particulièrement leur Secte. Ce » sont, en un mot, ceux qui, parmi les *Turcs*, m'ont sem- » blés du caractère le plus digne d'estime, que je plains » de n'être point nés dans notre Religion, aux mystères de » laquelle leurs qualités requises ou leurs dispositions anti- » cipées, semblent les avoir destinés à servir en quelque » façon d'ornement. »

Flamel même, la première *matière* de la Médecine universelle, la *Pierre philosophale*, ou le *grand Œuvre* des Philosophes hermétiques, est tirée de l'air ; j'ai en conséquence recueilli dans plusieurs de leurs Ouvrages, que le secret de notre *Hermippus* ne leur étoit pas inconnu. D'où je crois pouvoir conclure que si l'inscription existante sur son tombeau, étoit tombée dans leurs mains, ils n'eussent point balancé un instant à le reconnoître pour un de leurs *Frères*, c'est-à-dire pour un véritable *Adepte* ; & n'eussent pas manqué d'appuyer cette décision, en nous rendant compte à leur manière de la méthode qu'il avoit, ou suivie ou dû suivre (1).

(1) Cette découverte ne pourra sembler qu'assez évidente à ceux qui voudront consulter les quatrième, neuvième & douzième pages d'un Traité qui se trouve dans la *Bibliotheca Chemica de Magnetus*, où ils trouveront une Pièce intitulée, *Mutus Liber, in quo tamen tota Philosophia hermetica, figuris hieroglyphicis depingitur, ter Optimo Maximo Deo misericordi consecratus, salisque filiis Artis dedicatus, Authore cujus nomen est* Altus.

Ce compte à rendre de ma part, autant que j'en puis être capable, fera conçu dans les termes les plus clairs; car je ne prétends nullement adopter leur façon d'écrire, ni envelopper d'allégories ambigues ou inintelligibles à ce qu'ils appellent les *profanes*, une vérité première, & qui peut leur devenir de la plus grande utilité.

J'ai trouvé, dis-je, dans quelques Livres, écrits par cette espèce de Philosophes, différentes expériences pour appliquer les particules salutaires de la respiration humaine, au but que peut se proposer la Médecine; & dans ce nombre, la suivante me paroît d'autant plus digne d'attention, qu'elle est écrite avec l'ingénuité la plus surprenante, & qui fit naître, à ce que j'imagine, la première & seule tentative qui fut jamais faite pour extraire la teinture des animaux vivans, dans la vue de la faire entrer, ainsi que les autres, dans les remèdes usités par la Médecine ordinaire.

» Qu'on

» Qu'on prépare (dit notre Auteur philosophe) une petite chambre bien close, & qu'on y établiſſe cinq petits lits, » chacun pour une ſeule perſonne. Qu'on » faſſe coucher dans ces lits cinq jeunes » vierges, c'eſt à-dire au-deſſous de treize » ans, & de bonne conſtitution. Qu'au » printems de l'année, vers le commencement du mois de *Mai*, un trou » ſoit percé dans la muraille de cette » chambre, & à travers lequel on fera » paſſer le col d'un *matras*, dont le corps » de glace ſera expoſé à la fraîcheur de » l'air extérieur. Il eſt aiſé de concevoir » que lorſque la petite chambre ſe trouvera remplie de l'haleine & de la matière perſpirée par ces jeunes vierges, » les vapeurs paſſeront continuellement » du col du *matras* dans le corps du vaiſſeau, où, à travers la fraîcheur de l'air » dont il eſt environné, elles ſe condenſeront en une eau très-limpide, c'eſt-à-dire, en une teinture de l'efficacité la » plus admirable, & qu'on peut très-

» justement appeller un véritable *Elixir*
» *vitæ*; puisque moyennant quelques gout-
» tes de cette liqueur, prises dès les pre-
» miers symptômes d'une maladie qui me-
» nace d'être aigue, elle attaque & di-
» vise la matière morbifique, au point
» de rendre la force animale capable de
» la chasser du corps malade par une in-
» sensible transpiration (1). »

Il règne, je le sais, dans ce siècle un si puissant esprit de critique, qu'il ne m'est pas possible de douter qu'une si singulière *recette* ne soit regardée par plus d'un de nos *Esprits-forts* comme le comble du ridicule; d'abord comme impraticable d'elle-même, mais encore comme de peu ou point d'efficacité, au cas qu'elle pût l'être. Je demanderai pourtant qu'il me soit permis d'observer, que quelques soient les succès dont puissent se

(1) Secretè de diversi excellentissimi hi homini, *in*-8°, in *Milano*, 1558.

Lana: de Mat. de transpirat. lib. 2. c. 3. art. 11. p. 73 & 74.

prévaloir nos Médecins modernes, eu égard à la curation de quelques maladies aigues, qui peut-être au fond, ne consistent que dans l'expulsion ou destruction des symptômes; on ne pourra pourtant les regarder avec raison comme bien fameux dans leur art, tant qu'après avoir découvert les causes d'une maladie, dont la durée aura été très-longue, ils ne l'auront enfin guérie qu'après avoir considérablement atténué & altéré les forces & le tempérament de leurs malades. Et attendu que ces maladies ne sont occasionnées que par la lente, mais constante opération des causes extérieures, il est donc vrai que le moyen le plus raisonnable est d'en délivrer le malade, en lui prescrivant le constant usage de quelque puissant remède (1). Eh! pourquoi

(1) Cette espèce de reproche, de combattre plutôt les symptômes de la maladie, que la maladie même, a été depuis long-tems fait aux Médecins. Mais nous devons sans doute regarder cette conduite plutôt comme un malheur

ce remède ne pourroit-il pas être tiré du corps humain même ? C'eſt bien en vérité ce que j'ignore ! L'eſprit du ſang humain, quoique déguiſé ſous d'autres noms, eſt pourtant employé par de très-habiles Médecins, quoique aujourd'hui moins en crédit qu'il n'étoit autrefois, & peut être par la ſeule raiſon, que parce qu'il s'eſt trouvé ſouvent, ou altéré, ou trop ſophiſtiqué. Le grand Philoſophe

---

attaché à la profeſſion, que comme un crime du Profeſſeur; puiſque, généralement parlant, on doit pourtant convenir qu'il ne doit être imputé qu'à l'impatience de la plupart des malades.

Ajoutons, quant à ceux-ci, que ces mêmes ſymptômes leur ſemblant être la partie la plus douloureuſe & la plus menaçante de la maladie, le Médecin, pour les convaincre de ſon habileté, doit commencer la cure par les écarter; & de-là, dix à gager contre un, que le malade, qui ſe croit radicalement guéri, regardera bientôt les viſites de ſon *Eſculape*, non-ſeulement comme ſuperflues, mais encore comme un ſurcroît de dépenſe qu'il imagine devoir s'épargner. Bref, de toutes les profeſſions ſavantes, celle du Médecin eſt généralement ſujette aux plus grands inconvéniens; & au point, que duſſent ſes remèdes avoir opéré la cure, il a ſouvent le déſagrément de la voir attribuer uniquement à la nature, au haſard, ou au tempérament de l'homme auquel il a pourtant ſauvé la vie!

Anglois, *M. Boyle* (1), faiſoit le plus grand cas de ce remède, & nous a même cité nombre d'exemples des plus grandes cures achevées par ce ſeul moyen, lorſque lui-même, ou ceux qui travailloient ſous ſa direction, ont trouvé convenable de l'adminiſtrer aux malades; & de ce nombre je n'en produirai ici que deux : » Je me ſens d'autant plus diſpoſé (dit-il) » à donner le plus grand crédit aux louan» ges qui ſe donnent à ce remède, que je » ne ſaurois oublier que c'eſt celui dont » j'ai fait uſage moi-même dans la cir» conſtance ſuivante.

» Une jeune demoiſelle, iſſue d'une » famille où la conſomption étoit une

(1) *Hiſt. Sang. human. tit.* 16. La conduite de notre Auteur eſt digne d'attention, attendu qu'il préfère, en ce cas-ci, l'autorité de *Boyle* à celle de *Paracelſe*, dans les Œuvres duquel il eût pu trouver pluſieurs traits bien plus favorables à ſon objet; on voit même, que dans nombre de cas il ſe borne à répéter ce que dit *Paracelſe*; tandis qu'il prouve évidemment qu'il croit devoir beaucoup plus de confiance au grand ſavoir, ainſi qu'à la réputation ſi juſtement méritée, de *Boyle*.

» maladie héréditaire, étoit martyre
» d'une toux aussi cruelle qu'alarmante,
» qu'on jugeoit la maladie de ses auteurs,
» & dès-là regardée par les plus habiles
» Médecins comme incurable, à moins
» qu'elle ne quittât Londres pour aller
» respirer l'air de France. Mais elle étoit
» épuisée, ainsi qu'affoiblie, au point
» que l'hyver n'étoit pas assez avancé
» pour qu'on espérât qu'elle pût vivre
» jusqu'au printems. C'est alors, que sol-
» licité par plusieurs de mes amis, tou-
» chés de sa situation, je consentis à l'al-
» ler voir, ainsi qu'à essayer ce qu'il me
» seroit possible de faire pour tâcher de
» la sauver. Sur quoi je pris le parti de
» lui envoyer une légère dose d'esprit de
» sang humain, aussi soigneusement pré-
» paré que purifié, & que je qualifiai
» d'un autre nom dont j'ai perdu le sou-
» venir. L'usage qu'elle en fit ne tarda
» pas à produire de si grands & si con-
» solans effets, que malgré la rigueur de
» la saison, elle avoit, dès le mois de

» Février, repris aſſez de forces pour » riſquer de paſſer la mer, & de partir » pour *Montpellier*, d'où nous la vîmes » revenir dans l'automne, fort gaie & » radicalement guérie.

» Le même eſprit de ſang, ſi ma mé» moire ne me trahit pas, rendu plus » pur & plus ſubtil encore par le ſe» cours d'une lampe *fournaiſe*, eſt le » remède que j'indiquai à un jeune & » ingénieux Médecin, qui ſe plaignoit » à moi, qu'un de ſes malades, malgré » toutes mes tentatives & mes ſoïns, » ainſi que de ceux de ſes confrères, plus » habiles (diſoit-il) que lui, le faiſoit » abſolument déſeſpérer de pouvoir ja» mais guérir. Cet homme étoit ſi conſ» tamment & ſi cruellement tourmenté » de douleurs à la tête, qu'il ne pouvoit » ſupporter la lumière, ni le moindre » bruit, quel qu'il pût être; de ſorte » qu'il s'étoit vu forcé d'abandonner ſon » métier de Tailleur d'habits. Mais l'u» ſage de ce même eſprit de ſang ne

» tarda pas à lui procurer tant de ſou-
» lagement, qu'il ſe revit bientôt en état
» de reprendre ſa profeſſion. J'oubliois
» preſque d'ajouter que ce même mala-
» de, qui de l'avis de notre fameux *Har-*
» *vey*, étoit dans l'habitude de ſe faire
» ſaigner tous les trois mois, ayant, mal-
» gré ſa guériſon, beaucoup de peine à
» renoncer à cet uſage, & ayant envoyé
» chercher le Chirurgien, qui d'ordinaire
» le ſaignoit, il en réſulta l'aventure ſui-
» vante : C'eſt que ce Chirurgien, après
» lui avoir ouvert la veine, à la vue du
» ſang qui en ſortoit, ſe trouva tout-à-
» coup ſi ſurpris, qu'à peine pouvoit-il
» ſe réſoudre à continuer l'opération;
» & telle en étoit la cauſe : c'eſt que le
» ſang qu'il lui tiroit ci-devant étoit
» d'une qualité ſi mauvaiſe, qu'il ne pou-
» voit prendre ſur lui de priver le Tail-
» leur d'un ſang ſi diſſemblable à celui
» qu'il lui avoit toujours connu. »

Après ces deux faits ſi remarquables, rapportés, ainſi qu'atteſtés par un homme célèbre, & dont le nom ſeul ſuffit pour écarter tous les doutes, je n'ajouterai plus que cette obſervation : c'eſt que ſi l'eſprit de ſang humain eſt capable de produire de ſi puiſſans & ſi ſecourables effets, pourquoi l'eſprit de la reſpiration, ou du ſouffle humain, ne pourroit-il pas en produire autant ?

Nous connoiſſons encore ſi peu l'efficacité & le pouvoir réel des remèdes, que ceux qu'il nous arrive ſouvent de prendre aſſez légèrement & ſans objet bien réfléchi, nous guériſſent quelquefois de maux pour leſquels ils ne furent jamais ordonnés.

Petronius (1), par exemple, excellent

---

(1) *De Morbo Gallico*, l. 5, ch. 1. Il n'eſt pas fort difficile de rendre compte de cette cure ſingulière. *M. Boyle* nous dit, quelque part, avoir appris du grand Docteur *Harvey*, qu'ayant été appellé de la part d'un homme qualifié, qui en conſéquence d'une autre maladie *accidentelle*, ſe trouvoit fort incommodé d'une cataracte des plus confirmées ; après qu'il lui eut preſcrit le remède propre à la première maladie, par la Méthode de l'*onction*, la cataracte, à la convaleſcence du malade, ſe trouva également & radicalement guérie.

Chirurgien, dont le caractère & la considération dont il jouit sont également connus, nous apprend qu'une personne du plus haut rang, qui bien qu'affligée d'une cataracte sur un œil, n'en voyoit pas les dames avec moins de plaisir de l'autre, & même au point que, trahi par *Vénus*, il s'étoit vu forcé d'avoir recours à *Mercure* ; & que traité par la méthode de l'*onction*, l'effet en avoit été si merveilleux, qu'il se trouva guéri, non-seulement de la maladie pour laquelle il avoit invoqué ce Dieu souvent secourable, mais encore de la cataracte, jusque-là regardée comme incurable.

Il est donc apparent, que si la réparation des sucs du corps humain pouvoit se trouver suivie de salutaires effets, il est très-possible de croire qu'il seroit possible de trouver de plus courtes méthodes pour changer ces mêmes sucs, que toutes celles qui nous sont connues.

Mais on dira peut-être, que le sang étant de sa nature une chose visible &

palpable, peut être employé dans tous les cas où nous croyons convenable d'en faire uſage ; & qu'il n'en eſt pas de même pour le cas que je propoſe, puiſqu'on pourroit prétendre de parvenir à notre but par des expériences ſur l'inſenſible perſpiration ?

J'ai déja prévenu cette objection, en démontrant combien il eſt ridicule d'inſiſter juſqu'à certain point ſur l'évidence apparente dont nos ſens ne ſe trouvent que trop ſouvent frappés. Nous n'imaginons pas, communément, que la chambre la plus propre, à nos yeux, peut être entièrement remplie, non-ſeulement d'air & d'*Æther*, mais encore d'un mélange de différens corpuſcules ſuſpendus entre l'un & l'autre ; c'eſt-à-dire, que nous ne ſoyons environnés de nuages de différentes pouſſières que nous attirons dans notre corps chaque fois que nous reprenons notre haleine ? Un ſimple rayon de ſoleil ſuffit cependant pour nous en donner la démonſtration oculaire ! Tout le monde eſt aujourd'hui convaincu que les corps odoriférans ont leur atmoſphère particulier, compoſé de particules innombrables qui s'en exhalent, & produites par l'agitation ou par le frottement ; & qu'il eſt également vrai que tous les corps quelconques ont également leur atmoſphère, quoique imperceptible à nos ſens. Ceux, par exemple, à qui le fromage eſt en averſion, s'en apperçoivent tout-à-coup par un ſentiment particulier, tandis que d'autres n'en ont pas le moindre ſoupçon. La même choſe peut être dite à propos d'un chat ; & le cas eſt plus étrange encore, puiſque, excepté celui qui a cette antipathie, nuls des autres ne ſont ſenſibles à l'atmoſphère qui les environnent, & qui pourtant affecte certaines conſtitutions, juſqu'à les faire évanouir, quoiqu'à une diſtance par fois aſſez conſidérable de l'animal dont il s'agit (1).

(1) Notre Auteur ayant déja touché cette matière, en eſt ici d'autant plus court ; elle n'en mérite pourtant pas moins

Il eſt inconteſtable que les émanations minérales du *Potoſi* produiſent de ſi grands effets ſur ceux qui travaillent dans ces mines, que ſans leur boiſſon, ſouvent compoſée de l'infuſion d'une herbe, aujourd'hui appellée *Thé du Paraguai*, il leur deviendroit impoſſible d'y continuer leurs travaux. Cela même eſt d'autant plus croyable, que nous ſavons ce qu'opère la fumée du plomb blanc ſur le corps, quoique ſon odeur ne ſoit pas abſolument déſagréable ; & qu'il en eſt de même du charbon, ſoit de terre, ſoit

---

la plus grande attention, puiſque ſi nous ſavions mieux comment cette matière agit directement ſur, ou à travers les pores du corps humain, il n'eſt pas ſeulement poſſible, mais plus que poſſible, que cela pourroit être d'un grand ſecours, ſoit dans l'apoplexie, ſoit dans toute autre maladie déſeſpérée, où toute autre méthode n'eſt que trop ſouvent fautive. C'eſt ſur ce principe ſans doute, qu'une eſpèce de ſtomachique extérieur (*) a été inventé en France, contre cette maladie ; eſpèce de préſervatif contenant quelque remède *pénétrant*, & duquel (diſent nos papiers publics) on a vu de très-grands effets.

(*) Ce ſont, ſans doute, les *Sachets d'Arnoult* dont il s'agit ici.

de bois. Un grand Auteur a même observé, que tel qui se croyoit à couvert des suites de l'infection des prisonniers, en a cependant remporté des maladies qui n'ont pas tardé de devenir mortelles. D'où, par parité de raison, nous pouvons je crois conclure qu'il peut être des vapeurs ou émanations aussi salutaires, qu'il en est d'autres aussi pernicieuses que malsaines, des vapeurs capables de servir au rétablissement de la santé, ainsi que d'autres faites pour produire des maladies; mais en observant pourtant à cet égard que nous avons été moins curieux dans la recherche des premières que des autres, attendu qu'il est dans la nature que nos sens ayent un sentiment plus vif & plus actif de ce qui les blessent, que de ce qui leur est agréable. Quelques-uns des derniers ont pourtant observé dans les *Indes orientales*, que lorsque le *Mango* est mûr, tel dont la santé est, ou affoiblie, ou altérée, se trouvent bientôt rétablis par de fréquentes promenades sous l'ombrage de cette espèce d'arbre. Il est également attesté par plus d'un témoignage irréprochable, que nombre de personnes en Angleterre, attaquées de la consomption, ont recouvré la santé, en se promenant, soit à pied, soit à cheval, dans les plaines où se recueille le *safran*; & l'on a même remarqué dans tous les pays, que l'odeur de la terre fraîchement remuée, a produit en pareils cas de très-bons effets. Ces exemples sont ceux que me fournit dans ce moment ma mémoire, mais je crois qu'il pourra s'en présenter nombre d'autres à celle des personnes qui daigneront me lire (1).

---

(1) Nous pouvons ajouter, à l'appui de ce que notre Docteur avance dans ce paragraphe, un passage aussi remarquable que curieux de l'*Histoire Indienne*, dont conviennent non-seulement tous les Ecrivains *Hollandois*, mais qui m'a été très-confirmé par un Médecin de cette nation, qui a vécu long-tems à *Batavia*, où il fut positivement instruit du fait suivant :

L'isle de *Tarnate* étoit ci-devant le *Montpellier* de cette partie du Monde; & où tous ceux de toutes les Colonies *Hollandoises*, qui cherchoient remède à leurs maux s'em-

Après tout ceci, nous devons pourtant avouer que nous n'avons pas encore indiqué les moyens qui peuvent contribuer à résoudre la grande objection qui peut toujours nous être faite : c'est-à-dire, par quels moyens une pareille espèce de matière subtile, & presque imperceptible, peut être recueillie & adaptée à l'objet intéressant dont il s'agit.

Nous pourrions peut-être répondre, que nous avons déja pris soin de bien clairement & bien particulièrement décrire, que nous nous en rapportons aux expériences, qui, si elles sont trouvées praticables, ne pourront être regardées que comme décisives; & au cas contraire, que nous pulvériserons notre système ?

---

pressoient de se rendre, & assez généralement, s'en retournoient guéris. Mais la Compagnie *des Indes* ayant réduit le Roi de cette isle à d'assez grandes extrémités pour l'obliger, à quelque prix que ce fût, de se soumettre à ses loix, il se vit obligé d'abattre tous les arbres qui produisoient les *clous de gérofle ;* depuis quel tems l'air y est devenu si malsain, que les Hollandois se trouvent forcés d'y changer leurs garnisons trois fois par an.

Cependant

Cependant quelques légères & nouvelles idées qui nous sont survenues sur ce sujet, pourront assez probablement ne pas déplaire à mes Lecteurs.

Par exemple, une aussi aisée que plaisante méthode, est celle au moyen de laquelle s'obtient l'essence de la *Bergamote.* L'écorce du petit citron qui la produit, est pressée entre les doigts, contre un miroir posé pardessus le vaisseau destiné à recevoir l'huile essentielle, & le zest fuyant hors de cette même écorce, interceptée & condensée par la glace, en tombe goutte à goutte. Nous pouvons encore observer, que dans les grandes chaleurs de l'été, s'il se trouve dans la même chambre un grand nombre de personnes, on verra bientôt leur haleine s'attacher aux glaces, qu'elles mouillent & ternissent plus ou moins. On remarque même dans les loix du *lévitique*, que la lèpre infectoit non-seulement le corps des hommes, mais qu'elle se trouvoit quelquefois assez violente pour devenir visible ſur les murs même des maiſons, & auquel cas il étoit des purifications preſcrites. Quelques Auteurs ont, à la vérité, prétendu que cette vilaine maladie étoit particulièrement attachée à ce Pays, ou à ce Peuple-là; mais nous ne manquons pas d'exemples du contraire, qui ont été recueillis par des Auteurs dignes de foi, dans pluſieurs contrées (1).

» Un pieux & ſavant Maître d'école, » (dit M. *Boyle*) qui riſqua de reſter à *Londres*, pendant la grande peſte de 1665, » & ſe trouvoit fort employé à ma re» commandation, ainſi qu'à celle de mes » amis, m'a plus d'une fois atteſté de n'a» voir pas craint d'aller porter tous les » ſecours dépendans de lui & d'autres » perſonnes charitables, tant aux mala» des qu'aux mourans, juſqu'au nombre » de près d'un mille. Etant un jour in» terrogé par moi, ſavoir ſi l'infection » ſe rendoit viſible ſur autres choſes que

(1) *Voyez* les Œuvres de *Bayle*, vol. 5, p. 102.

» ſur les murs ? » Etant appellé (me ré-
» pondit - il) pour adminiſtrer quelques
» ſecours ſpirituels à une très - pauvre
» femme, qui avoit enſeveli quelques
» enfans morts de la peſte, je trouvai
» ſa chambre ſi petite, qu'elle conte-
» noit à peine le lit ſur lequel elle lan-
» guiſſoit, & un cercueil, dans lequel
» il avoit vu le mari qui venoit d'expi-
» rer de la même maladie, que la fem-
» me ſuivit bientôt après ; & l'on m'af-
» firma (continua-t-il) que les exhalai-
» ſons contagieuſes avoient produit nom-
» bre de taches ſur le mur même de la
» chambre.

» Les avez-vous vues ? (répliquai-je)
» Non (me dit-il) mais j'ai dû d'autant
» mieux le croire, que dans mon pro-
» pre logement, dont le propriétaire
» avoit fait une eſpèce d'hôpital pour
» les peſtiférés, j'ai remarqué la même
» choſe dans mon cabinet, qui n'étoit
» ſéparé que par un ſimple mur d'avec
» les chambres deſtinées aux malades. »

Ainſi donc les exhalaiſons des corps peuvent être recueillies au point de frapper non-ſeulement la vue, mais encore nos autres ſens. Et dans ce cas, il n'eſt donc rien qui répugne, ſoit à la raiſon, ſoit à la nature, de croire que l'inſenſible perſpiration peut devenir un ſujet du reſſort de l'art?... Dès-lors, après avoir rendu ceci paſſablement clair, nous pouvons maintenant paſſer à d'autres expériences, qui, bien qu'auſſi ſingulières qu'étranges, ne doivent pourtant pas être miſes au rang des incroyables.

Nous avons déja plus d'une fois obſervé, que parmi les ſucceſſeurs d'*Hermès*, il s'en trouvoit de différentes claſſes, & dont chacune avoit ſes ſecrets particuliers; car nul autre que les Supérieurs, qualifiés généralement d'*Adeptes*, n'eſt au fait de la méthode vraiment propre à préparer cette merveilleuſe eſſence, au moyen de laquelle la vie peut être prolongée pendant pluſieurs ſiècles. Parmi ces ſecrets du ſecond ordre, *Paracelſe* en enseigna un à ses disciples, qui ne devoit pas être absolument méprisé : c'étoit celui que pouvoit employer l'Art, pour la rénovation totale de la vigueur, telle que celle du vieil homme de *Tarente*, ou de l'Abbesse dont nous avons ci devant parlé. Pour parvenir à comprendre plus clairement ceci, nous devons jetter tout au moins un coup-d'œil sur les principes, en vertu desquels l'idée de ces préparations salutaires ont été imaginées... Et les voici :

Le Créateur, suivant l'opinion de ces Philosophes, à fixé en toutes choses les germes de leur reproduction, sans en exempter même les métaux ; & que dans ce germe étoit renfermée une légère étincelle, laquelle anime & dirige la semence propre à former uniquement l'espèce particulière de l'être, à la propagation duquel elle étoit destinée. Cette légère étincelle de vie, ou d'*animation*, assignée par la nature, est plus ou moins consistante ou permanente, eu égard à ce que requiert le plus ou le moins de vie deſtinée à chaque être ; & dès-là tout ce qui eſt produit ſans le ſecours du germe doit être principalement aſſigné à *l'aura*, ou à l'étincelle animée de la choſe. De-là, par conſéquent on peut conclure que le *primum ens* doit être ſéparé au moyen de l'art de la chymie, par le même *medium* en vertu duquel il a été communiqué : comme, par exemple, le *ſpiritus rector* du *cinnamomum*, à être extrait avec l'eau, par leſquels moyens ces Philoſophes eſpéroient de ſe procurer un remède capable de communiquer la même durée au corps humain, comme en particulier à *l'aura*, de la ſubſtance de laquelle le *primum ens* avoit été préparé (1).

(1) On convient aiſément que l'autorité de *Paracelſe* peut n'être pas d'un très-grand poids : c'étoit une tête mal organiſée, une imagination ſouvent extravagante, & d'une vie auſſi ſcandaleuſe que diſſolue ; auſſi abſurde dans ſes idées, que ſauvage & brutal dans ſa conduite ; écrivant & parlant, tantôt en enthouſiaſte, tantôt aſſez plaiſam-

Si quelque expérience de ce genre a été faite ou non, c'eſt ce que je ne pourrois aſſurer. Il n'en eſt pas de même d'un autre remède de la même eſpèce, au moyen duquel, s'il faut en croire au témoignage de l'un des plus grands Phyſiciens du Monde, les cures les plus merveilleuſes ont été opérées. En voici la préparation :

---

ment, mais preſque jamais ſans quelque teinture d'impiété; en un mot, toujours ſi découſu & ſi prodigieuſement inégal, que dans une de ſes pages on croit voir parler un inſenſé, & dans la ſuivante un Savant, doué du plus grand génie, & de la pénétration la plus ſurprenante. Il écrivit beaucoup, ſe hâta de vivre, & mourut jeune; & s'il s'agit de peindre en deux mots ſon caractère, on pourroit dire de lui, qu'à la première lecture c'eſt un habitant des Petites-Maiſons, qui dans les intervalles lucides eſt un Philoſophe très-extraordinaire & d'un génie prodigieux, ſur-tout lorſqu'il s'agit de la Chymie.

Il naquit dans la Canton de *Zurick*, en 1493. Un jour, que donnant ſes leçons de Médecine à *Baſle*, il étoit gravement aſſis dans ſa chaire : » Qu'on m'apporte (dit-il) les » *Œuvres de Gallien & d'Avicenne.* » A l'inſtant même il les jette au feu, en s'écriant : » Apprenez, fameux Mé» decins, que mon bonnet eſt plus ſavant que vous, que » ma barbe a plus d'expérience que toutes vos Académies » grecques, latines, italiennes, & que je ſuis votre Roi! » Il mourut à 48 ans.

Dans la saison qui s'y trouve convenable, c'est-à-dire au tems où les herbes sont en pleine croissance, & que leurs sucs sont au plus haut degré de leur vigueur, cueillez vers le milieu de la journée une quantité suffisante de baume; bien nétoyée, bien épluchée, mettez-là dans un mortier de pierre, & battez-la jusqu'à ce qu'elle soit réduite en bouillie. Prenez cette odoriférante & glutineuse substance, & déposez-la dans un *matras*, qui soit hermétiquement fermé; placez-le dans un tas de fumier, ou dans un endroit dont la chaleur soit équivalente, & qu'il y digère pendant quarante jours. Quand il en sortira, la matière sera plus claire, plus belle & d'une odeur vive; de-là, séparez-en les parties grossières, qu'il ne faut pourtant pas jetter; & mettez ce liquide dans un bain modéré, pour que le restant des particules moins fines y puissent subsister. Séchez ensuite, calcinez, extrayez le sel fixe de ces particules grossières, déja séparées, ainsi que nous l'avons dit, lequel ſel fixe doit être joint à la liqueur d'abord filtrée. De-là prenez du ſel marin, bien purifié, faites-le fondre dans un lieu froid, où il deviendra clair & limpide. Prenez deux parties égales de chacune de ces liqueurs, & lorſqu'elles ſeront bien mêlées, & hermétiquement ſcellées dans un vâſe de cryſtal, qu'elles ſoient ſoigneuſement expoſées au ſoleil, dans la plus belle ſaiſon, pendant environ ſix ſemaines. Après quoi, le *primum ens* de ce baume vous paroîtra nager juſqu'au col du vâſe, ainſi qu'une huile verte, qui doit être recueillie avec ſoin, & conſervée de même.

Quelques gouttes de cette huile, priſes dans un verre de vin, produiront même de plus grands miracles que ceux dont nous avons parlé à propos de la Comteſſe *Salmond* & autres ; car ce remède changera totalement les ſucs du corps humain, ranimera la flâme preſqu'éteinte de la vie, ainſi que les eſprits du jeune âge depuis long-tems amortis. Et s'il reſtoit encore quelques doutes ſur les effets de ce remède, ainſi préparé, ou ſur la façon dont il opère ſur nous, qu'on en faſſe prendre tous les matins quelques gouttes à quelque chat ou chien, dans la viande crue; & vous verrez, en moins de quinze jours, par le changement de leur robe, & autres ſignes inconteſtables, les vertus, non douteuſes, de cette ſingulière préparation (1).

---

(1) Cette préparation eſt la même dont M. *Boyle* parle dans ſes Ouvrages, & dont il dit que le Docteur *le Févre* lui a rendu le compte ſuivant, en préſence d'un fameux Médecin, & d'un autre *Virtuoſe*, auquel il s'en rapportoit, comme connoiſſant toute la vérité de ce qu'il venoit d'avancer à cet égard : c'eſt-à-dire, qu'un de ſes intimes amis, qu'il m'a nommé (dit M. *Boyle*) ayant préparé le *primus ens* de ce baume, pour s'aſſurer d'autant plus de ſes effets, en avoit fait l'épreuve ſur lui-même, & l'avoit pris, conformément à l'ordonnance, pendant environ quinze jours, attendu que long-tems auparavant ſes ongles, tant des mains que des pieds, commençoient, quoique ſans douleur, à ſe ſéparer de la chair, & leſquels étant enfin venus à tomber, ce Gentilhomme les portoit dans une boîte, comme objets de curioſité, & n'avoit pas voulu pouſſer plus loin cette expérience. Mais qu'ayant adminiſtré ce même remède pendant dix ou douze jours à une vieille femme en ſervice chez lui, & touchant à ſa ſoixante-dou-

Voici pourtant une objection qui a été faite par un des plus grands Médecins. Il croit pouvoir penser (dit-il) que des essences aussi subtiles que celles-ci, ne peuvent manquer d'altérer & de changer les corps dans lesquels on les fait entrer, au point de perdre ses propres qualités, pour en acquérir d'autres. De même (ajoute-t-il) que si un elixir d'or pouvoit introduire dans le corps humide une fermeté durable, il n'est pas douteux qu'il ne pût y porter en même-tems une soli-

zième année (sans pourtant qu'elle sût ce qu'il lui faisoit prendre) ses *purgations menstruelles* lui étoient revenues dans une assez grande quantité, pour effrayer cette femme au point de ne vouloir absolument plus de cette médecine. Et lorsque je lui demandai pourquoi il n'avoit pas fait d'épreuves sur les bêtes ; il me répondit, que bien qu'il lui restât peu de cette liqueur, il avoit choisi une vieille poule, sur la nourriture de laquelle il en avoit versé quelques gouttes, dans le cours d'une semaine ; & que vers le sixième jour, elle commença à perdre ses plumes, au point d'être presque nue ; mais qu'avant qu'il se fût passé quinze autres jours, elles étoient revenues plus belles & plus abondantes que jamais elles n'avoient été. Il ajouta même que sa crête se releva comme dans sa jeunesse, & qu'elle pondoit beaucoup plus d'œufs qu'elle n'avoit coutume de faire.

dité aſſez forte pour que d'un être animé, il ne ſe fît bientôt une ſtatue.

A quoi je crois qu'on pourroit répliquer, que ſi les Philoſophes hermétiques ſont taxés d'argumenter, ce qu'on appelle *vaguement*, il doit paroître bien étrange que de graves Docteurs raiſonnent par fois, à beaucoup d'égards, plus *vaguement* encore. Nous voyons que les végétaux ont ſur les métaux même une action bien puiſſante; nous voyons les métaux opérer auſſi fortement ſur les corps animaux: quelle eſt donc la raiſon qui porte à croire qu'une ſimple teinture d'or dût agir ſur le corps humain, ainſi que certaines perſonnes le penſent, ſi, convenablement préparée, elle pouvoit agir ſur des métaux de plus bas alloi? Quelle en peut être la raiſon, dis-je? Et s'il n'en eſt aucune, doit-il être bien difficile de concevoir l'opération du *primum ens* du baume? Nous ſavons, par expérience, que ce végétal a pluſieurs & grandes vertus, qui peuvent en être extraites par différentes méthodes, & dès-là contribuent à la guérison de plusieurs maladies. Pourquoi donc, en ce cas, cette surprenante collection de toutes les étincelles de la vie, se trouvant réunies & s'en trouvent exprimées par une cause aussi puissante que naturelle que celle de la grande chaleur du soleil, ne pourroit-elle pas devenir un remède aussi efficace que faite pour étonner ? Et que trouvera-t-on, ou d'irraisonnable, ou d'*inphilosophique*, en prétendant que cette puissance puisse être composée des forces de deux corps, c'est-à-dire de celui d'où elles sont extraites, & de celui dans lequel elles entrent ? N'avons-nous pas les expériences journalières du *Mercure* administré de la même façon, comme qui diroit, en agissant par le poids & la subtilité de ses particules, & tout aussi-bien que par les particulières & spécifiques qualités qui lui sont inhérentes, de manière à produire de grands changemens dans le corps humain ; j'entends des changemens conformes à la nature du corps, & non de la converſion, ſoit de ſes parties ſolides ou fluides, comme ſubſtance métallique ? Donc cette objection, quelque plauſible qu'elle ſemble être, ou quelque crédit qu'elle puiſſe acquérir de la réputation de celui qui l'a faite, après réflexion faite, n'eſt à bien dire, d'aucune eſpèce de poids. Son argument, s'il pouvoit prouver quelque choſe, ſe réduiroit à prouver trop ; & la règle connue, en fait de raiſonnemens, eſt que qui prouve trop ne prouve rien.

Il eſt ſans doute extravagant de croire tout ce que *Paracelſe* & *Van-Helmont*, ainſi que leurs ſectateurs, ſe plaiſent à croire ; mais il ne l'eſt peut-être pas moins de rejetter avec mépris tout ce que ces deux Auteurs avancent ; & comme en tous autres cas, nous voyons que dans celui-ci le choix du milieu doit être le meilleur ; & que nous ne devons enfin adopter comme vrai, tant de leur part, que de celle de leurs adverſaires ; car ſi ces Auteurs étoient des enthouſiaſtes, eu égard aux Arts ſur leſquels ils ont écrit, ceux qui ont entrepris de les réfuter écrivent ſi fréquemment avec un eſprit de contradiction ſi viſible, qu'il ſeroit aſſez difficile de n'en pas concevoir quelque défiance.

Il faut pourtant convenir que le ſtyle de ceux qu'ils combattent, ſoit en partant de ſon obſcurité, ſoit de la ridicule enflure de leurs expreſſions, qu'il eſt aſſez ſouvent difficile de comprendre ce qu'ils ont voulu dire. Il n'eſt pourtant pas moins vrai que les plus inſtruits & les meilleurs juges conviennent unanimement qu'il ſe trouve dans leurs écrits, bien étendus, un grand nombre de vérités (1). Et dans ce cas, pourquoi celle-ci devroit-elle ne pas être regardée comme étant, ou pouvant être de ce nombre ?

---

(1) Le Lecteur remarquera ſans doute, avec quelle adreſſe & quelle facilité l'Auteur a ſu amener ici un grand nombre d'additions, ſans nuire à la méthode qu'il s'étoit preſcrite dans le Traité ci-deſſus, & ſans perdre un ſeul paſſage de ceux qu'il y avoit ci-devant publiés. S'il eut rejetté ces mê-

Je pourrai rapporter une autre préparation de la partie vitale de l'air même, qui, parmi les Philoſophes, eſt un des plus grands ſecrets, & qui peut-être eſt en effet ce qu'ils appellent *le Pigeon blanc*, dont il eſt ſi ſouvent queſtion dans les Ouvrages de *Philaléthès*, lequel (& la choſe eſt certaine) dès que l'air eſt développé de ſes principes, ceſſe d'être propre à la reſpiration de l'animal; & c'eſt par un procédé de cette eſpèce, que le fameux *Cornelius Drébell*, ſuppléa la place que devoit tenir l'air dans la machine inventée pour une eſpèce de navigation entre deux eaux en faveur de la Marine.

---

mes additions dans un ſupplément, elles euſſent couru riſque de n'être que de peu, ou point d'uſage; tandis que rangées en leurs propres places, elles éclairciſſent d'autant plus la matière, fortifient les argumens, & ajoutent un nouveau poids aux autorités ſur leſquelles il fonde ſon ſyſtême.

Cet Ouvrage nous ſemble maintenant auſſi complet que le comporte ſa nature; d'où l'on peut préſumer que l'Auteur, jaloux de ſa réputation, le laiſſera déſormais tel qu'il eſt, au vrai juge de ce qu'il peut valoir: c'eſt-à-dire, aux tems à venir.

Or

Or, cette composition, de quelque façon qu'on l'appelle, tirée de l'air, est plus blanche que la neige, plus froide que la glace, & en même-tems si volatile, que la quantité qu'en pourroit contenir une coquille de noix, étant exposée à l'air, se trouveroit absolument absorbée, en moins de deux secondes. Ce secret, qui s'employe aux mêmes fins que la première dont nous venons de parler, est appellé par quelques Auteurs *aura puellarum* (1).

Nous pouvons recueillir de tout ceci, que si les Philosophes hermétiques ont quelques pareils secrets, ainsi qu'ils en font vanité, pour la conservation de la

(1) Ceux qui voudront consulter le *Liber Mutus*, appercevront clairement que la première matière de cette composition est extraite de l'air, mais par une autre méthode que celle que j'ai déja indiquée, quoique probablement l'une & l'autre tendent à la même fin; car il est aisé de concevoir que la matière première des Philosophes peut résider en différens lieux. Plusieurs d'entre eux ont même attesté qu'elle se trouvoit par-tout; & que le fameux *Jacob Boahman* soutient qu'elle est trouvable, même dans la boue des rues.

vie humaine, ils font fondés fur les mêmes principes que ceux que j'ai ci-devant exposés. D'où je conclus que nul véritable *Adepte* ne peut, avec quelque efpèce de raifon, combattre ma doctrine, furtout après les reftrictions avec lefquelles je l'ai offerte aux Savans; & que bien éloigné de prétendre, ainfi qu'eux, à prolonger la vie jufqu'au terme de mille années; non plus que de promettre de renouveller pleinement les forces de l'homme, ainfi qu'ont prétendu avoir fait plus d'une fois les moindres membres de leur Fraternité; l'unique objet de ma prétention fe borne à la poffibilité de faire un affez fuffifant ufage des efprits de la jeuneffe, pour préferver, du moins pour un tems, la vieilleffe, des infirmités qui d'ordinaire l'accompagnent; ufage qui, bien que très-inférieur à ceux que promettent ces Philofophes, feroit pourtant très-utile à l'humanité, s'il pouvoit aifément être mis en pratique.

Mais ſi je ſuis en effet convaincu que la choſe eſt poſſible, je ne le ſuis pas moins que l'on pourra m'objecter, que ſi *Hermippus* étoit effectivement un homme vraîment ſage, pourquoi donc, au lieu de ſe borner à prolonger le cours de ſes vieux jours, a-t-il, ou dédaigné ou négligé, de conſerver la vigueur de ſa jeuneſſe ? Cette découverte eût ſûrement été bien plus précieuſe encore, & avec d'autant plus de raiſon, que les jeunes perſonnes ſe ſeroient ſans doute volontiers empreſſées de contribuer à ſes ſuccès. Mais on me permettra de répondre, que mon but ayant été de n'inſérer dans ce Traité que les choſes que je croirois pouvoir être utiles, ſoit à l'inſtruction, ſoit à l'amuſement du genre-humain, je ne me crois en nulle façon obligé de faire attention aux propos & aux réflexions libres que le ſujet peut faire naître dans certaines têtes. La conſervation de la vie, le deſir de préſerver le corps humain des infirmités du vieil âge ; celui de le rendre digne de l'ame qui l'habite, dans la ſaiſon de la vie où elle eſt le plus capable d'exercer ſes facultés les plus nobles, ſont des objets trop ſérieux pour ſupporter le ridicule mélange de la plaiſanterie des critiques même les plus accrédités. S'il faut, d'ailleurs, dire très-franchement ce que je penſe, je ne rougirai pas d'avouer que, bien que la méthode d'*Hermippus* me ſemble très-propre à réparer la puiſſance de la nature, ainſi que de prévenir les infirmités attachées à la décrépitude, je ſuis cependant loin de croire que cette méthode, loin de pouvoir contribuer à la prolongation de la jeuneſſe, ne pourroit être ſuivie que d'un effet abſolument contraire. Je crois même être en état d'en offrir plus d'une raiſon également probables.

Il faut d'abord obſerver que ſous le mot *jeuneſſe*, je n'entends parler ni de l'adoleſcence, ni de l'enfance proprement dite ; mais de l'état robuſte de l'homme, depuis l'âge de vingt, vingt-cinq & quarante ans; car quant au commerce des très-jeunes gens les uns avec les autres, je le regarde comme aussi salutaire pour leur corps, que récréant & agréable pour leur esprit. Mais lorsque le corps humain est parvenu jusqu'à la plénitude de sa vigueur, & se trouve dans cet état de santé, où la tempérance & l'égalité d'ames sont faites pour la maintenir, j'ose croire qu'une surcharge d'esprits animaux peut être non-seulement inutile, mais dangereuse. C'est une ancienne & vraie observation, que l'état le plus florissant de la santé est celui dans lequel l'homme se trouve menacé du plus grand danger, sur-tout au cas qu'il se trouve dans celui de recevoir quelque espèce d'infection: & la raison en est sensible; c'est que les esprits animaux étant alors dans la plus grande agitation, doivent vraisemblablement lui susciter les plus grands maux, si l'on ne trouve aucun moyen de les calmer. En partant de la même façon de raisonner, que de la manière de vivre que nous avons ſuppoſée à notre *Hermippus* auroit pu l'expoſer aux mêmes inconvéniens qu'éprouveroit un homme d'une conſtitution robuſte, peut-être même lui porter à la tête, ou tout au moins lui ſuſciter la fièvre la plus ardente. Un air pur, une diète légère, un exercice modéré, un parfait empire ſur ſes paſſions, avec quelques remèdes anodins pris à propos, & conformes à ce qu'exige la nature, peuvent maintenir un homme en pleine poſſeſſion de ſa ſanté juſqu'à l'âge de ſoixante ans; & c'eſt alors qu'il eſt aſſez tems pour lui de penſer à prévenir les maux dont la vieilleſſe eſt menacée. Je pourrois encore obſerver, que le commerce habituel avec pluſieurs jeunes & jolies femmes pourroit également, dans l'été de la vie, devenir dangereux. Mais ce ſont des ſujets ſur leſquels, attendu la difficulté de les traiter avec toute la délicateſſe convenable, je me crois diſpenſé de traiter dans une diſſertation philoſophiquement ſérieuſe, telle que celle-ci ; & attendu que cette ſimple & légère obſervation ſera ſans doute ſuffiſante pour en ſuggérer à un homme de bon ſens plus qu'il n'eut été néceſſaire d'en dire.

Je tiens donc maintenant pour avoué, d'avoir aſſigné les limites convenables où peut ſe borner l'efficacité que j'attribue à mon remède ; & qu'il peut m'être permis de le définir, *le cordial des vieux ans ;* lequel ne peut jamais être adminiſtré ſans danger juſqu'au moment où la juſte & ferme application de la raiſon, ait abſolument amorti ou prévenu le retour des appétits ſenſuels (1).

Mais ſi quelqu'un pouſſoit l'extravagance au point, en pouſſant encore plus loin les objections, de s'écrier : » Eh ! de » quelle importance eſt donc votre remè- » de ? A quel propos, dans la ſituation où » vous mettez votre homme, voudriez- » vous allonger encore ſa vie ? Et dé- » pourvu de tous ſentimens gracieux,

(1) *Cicer.* de Senectute.

» quel uſage en pourroit-il faire? » Ma réponſe en ce cas ſera courte : c'eſt qu'on aura mal compris mon intention ; car je ſuis pleinement convaincu que les plaiſirs de l'imagination ſont très-ſupérieurs à ceux des ſens, proprement dits ; & qu'en cultivant l'eſprit de la jeuneſſe, la principale affaire que j'ai ſuppoſée à mon vieillard, employant ſes loiſirs, eſt en effet une occupation digne d'une belle ame, & portant ſa récompenſe avec elle ; c'eſt-à-dire, une ſeconde jeuneſſe, plus agréable peut-être & plus ſatisfaiſante que la première. Car, ainſi que d'une part, je n'ai pas prétendu qu'un tel vieillard, non-ſeulement cédât, mais même fût ſenſible à ſes paſſions ; de l'autre je ne deſirois pas qu'il ſe plongeât dans de profondes & embarraſſantes études, mais au contraire, qu'il s'en amuſât & cherchât des diverſions d'une autre nature. De tems en tems, par exemple, ne pourroit-il pas diſcourir avec ſes amis ſur des ſujets ſérieux, importans & dignes de leur âge? Je ne voudrois pourtant pas que ces mêmes conversations devinssent trop fréquentes, de crainte qu'elles ne le menassent par degrés, jusqu'à cette espèce de mélancolie, qui souvent peut naître de s'occuper trop profondément d'un seul sujet. Pour acquérir & conserver une heureuse vieillesse, rien n'est tel que la douce tranquillité de l'ame, ce qui peut très-difficilement s'acquérir en réfléchissant trop sur des sujets aussi abstraits que graves. Je n'entends pas non plus qu'ils soient toujours absolument négligés; mais que ce n'est guères à cette époque de la vie qu'il faut s'en faire une étude un peu trop assidue. Ajoutons à ceci qu'il en naîtroit, plus que probablement, une dissipation assez considérable pour nuire à l'intention, & peut-être détruire par degrés l'efficacité du remède.

Autant que ma prévoyance peut s'étendre, je ne vois plus guère qu'une objection contre mon systême, & qui pourra m'être faite de la part de nos profonds politiques modernes, qui, généralement parlant, n'adoptent guère que ce qui cadre avec leurs opinions, lesquelles pourtant ne sont pas toujours en possession de plaire à tout le monde. Dès-là, je serois peu surpris de voir quelqu'un de ces Messieurs regarder cet Ouvrage, comme aussi bizarre que frivole; sur-tout lorsqu'on est convaincu que les vieillards ne sont à leurs yeux qu'autant de fardeaux aussi nuisibles qu'embarrassans, dont l'Etat ne peut jamais être trop tôt délivré. Et c'est sans doute, à ce que je présume, sur ce principe que quelques nations Indiennes célèbrent dans leurs familles une grande fête, lorsque leurs Chefs touchent à la décrépitude, & qu'elles les assomment à la fin d'un repas (1). » Quel bien, disent-

(1) Je me rappelle d'avoir lu, depuis peu, dans un certain Auteur françois, que non loin de la *Baye d'Hudson*, il est des Nations barbares, chez lesquelles cette coutume est depuis long-tems établie. Il dit même avoir été présent à l'une de ces fêtes, à la fin de laquelle un fils coupa la gorge à son père. Je ne me rappelle pas qu'il ait

» ils, peut-il revenir à la ſociété de nour-
» rir des gens qui lui ſont devenus inuti-
» les? & qui, ſur-tout, en partant de
» leur ſyſtême, ont ceſſé d'être propres
» à la propagation? » Des réflexions de cette eſpèce peuvent ſans doute induire ces archipenſeurs à croire, quelle que ſoit l'opinion qu'ils puiſſent avoir de mes argumens, à ne regarder mon livre qu'avec le plus grand mépris. Et, dans ce cas, me voilà donc forcé de démontrer autant qu'il eſt en moi, que quelque plauſibles & quelque rafinées que puiſſent ſembler leurs maximes, elles ne ſont pas moins très-éloignées d'être ou juſtes ou vraiſemblables (1).

---

cherché la cauſe de cet abominable uſage. Mais je crois pourtant, que d'après la deſcription qu'il fait du pays, on pourroit augurer que la difficulté d'y aſſurer ſa ſubſiſtance auroit pu le faire naître.

(1) On regardera peut-être ce que j'attribue à cette eſpèce de *Sages*, comme une vraie exagération. Mais qui voudra réfléchir ſur les principes du Gouvernement de *Sparte*, & ſur le ſyſtême de morale, recommandé par *Lycurgue*, penſera peut-être un peu différemment. Ne croyons

C'eſt un fait ſi bien établi, qu'il ne pourra me coûter beaucoup à prouver que la plupart des déſordres & des mal-

---

pas pourtant que ces auſtères Politiques ſoient les ſeuls qui ſe ſoient ſenti du penchant pour une telle doctrine. Nous trouvons dans tous les âges du monde de diligens & raffinés Ecrivains qui ont enviſagé le vieil âge, non-ſeulement comme un malheur, mais comme une eſpèce de crime de lèze-ſociété. Témoin *Cornelius Gallus*, l'un des favoris d'*Auguſte*, Patron de *Virgile* & d'*Horace*, qui nous peint ainſi la vieilleſſe :

Stat dubius, tremuluſque, ſenex, ſemperque malorum
Credulus & ſtultus, quæ facit ipſe timet.
Laudat præteritos, præſentes deſpicit annos :
Hoc tantùm in rectum quod facit ipſe putat.

Ce qu'on pourroit, peut-être, paraphraſer de la manière ſuivante :

Le vieillard, ombrageux, défiant & timide,
Grand prôneur du paſſé, détracteur du préſent,
Entêté comme un ſourd, vain comme un ſot enfant,
Pèſe tout, prévoit tout, ſur rien ne ſe décide,
Préſume tout ſavoir, & pouvoir faire tout,
Ecoute avec humeur, & contredit par goût !

*D. L. P****

Ce portrait, en général, n'eſt ſouvent que trop vrai ! Il eſt pourtant, on doit en convenir, plus d'une exception à cette règle, ainſi qu'à beaucoup d'autres.

Note du Traducteur.

heurs de bien des familles, & même des Nations, ne proviennent que de la chaleur des passions de l'homme, & de la pente naturelle qui les conduit jusqu'au desir de les satisfaire, fusse aux dépens de leur fortune, & par fois de leur honneur même, dès-là très-nuisibles au bien de la société. Je ne saurois m'empêcher de penser qu'il pourroit être un moyen de prévenir ou de diminuer ces maux réels, si nous pouvions augmenter le nombre de ceux qui par leur âge se trouveroient exempts de ces sortes d'excès, ne seroient par cette seule raison que plus capables de conduire avec autant de prudence que d'intégrité les affaires & publiques & privées.

Il est à remarquer que dans les Etats bien gouvernés, une certaine maturité d'âge est requise pour être admis, non-seulement pour administrer les affaires publiques, mais encore les propres affaires particulières à ceux auxquels on les confie ; & l'on doit aisément sentir quelles peuvent en être les raisons. Donc, pour peu que la tranquillité & le bonheur du genre-humain nous intéresse, cette partie de l'objection ne sauroit être d'aucun poids. Quant à l'autre, eu égard à la génération, ce n'est en effet qu'une opinion aussi frivole que vaine; car si dans les pays de la communion Romaine, les Monastères ne sont pas regardés comme de grands inconvéniens à cet égard, quoique remplis de célibataires de l'un & de l'autre sexe, pourquoi les hommes au-delà de soixante-dix ans, c'est-à-dire trop âgés pour procréer, en deviendroient-il un dans quelque Pays que ce puisse être? Dira-t-on encore (car que ne doit-on pas attendre de certains contradicteurs?) dira-t-on, que ma doctrine pourroit tendre à surcharger la société d'une nouvelle augmentation de bâtardise? Mais ce seroit volontairement oublier les principes que j'ai déja posés. Car si, d'un côté, je plaide pour l'extension de la vie humaine, ce que je recommande expresſément de l'autre, eſt la méthode la plus propre à conſerver les facultés du vieil âge, dans le maintien de l'ordre le plus rigide & le plus néceſſaire à mon objet. D'ailleurs eſt-il fort à craindre que le nombre de ceux qui viendroient s'y aſſujettir, pût jamais devenir aſſez conſidérable pour être à charge à la Société? La nature même de ma pratique ne ſemble-t-elle pas avoir pourvu à cet inconvénient, en exigeant des vieillards une telle modération, & pour-ainſi-dire, une telle renonciation à ſoi-même, qu'on ne doit guère appréhender que ma méthode puiſſe un jour m'attirer un trop grand nombre de diſciples. Ceci poſé, j'eſpère qu'on pourra convenir, que loin d'avoir rien propoſé qui pût préjudicier au bon ordre de la ſociété, mon ſeul but ne fait prétendre en effet à preſcrire, autant que j'ai cru pouvoir m'en flatter, qu'une bonne & ſûre méthode pour produire en faveur de l'Etat un ſupplément de bons & graves Conſeillers, capables de le mainntenir dans le meilleur ordre possible.

Je demande, à propos de ceci, qu'il me soit permis de citer un passage que *Cicéron* a mis dans la bouche de *Caton l'ancien* (1); & dans lequel ce dernier est censé répondre à l'objection même dont je viens de parler : » Si la pétu-
» lance (dit-il) & l'attrait du vice ont
» plus d'empire sur les jeunes que sur les
» vieux, quoique tous les jeunes n'en
» soient point également susceptibles,
» tels que ceux qui s'occupent le moins
» utilement; il en est de même de cette
» espèce de maladie des vieillards, que
» l'on appelle vulgairement *radotage*.
» Cependant tous les vieillards n'en sont
» pas atteints; *Appius*, pendant quel-
» ques années, fut regardé comme aveu-
» gle, & n'en gouverna pas moins sa-
» gement une famille composée de qua-
» tre grands garçons & cinq filles, quoi-

(1) *Cicer.* de Senectute, ch. 2.

» que

» que livré par état à un grand concours » de cliens, dépendans de lui, sa tête » ne cessa pas d'être la même; & quoique ses forces déclinassent, ses sens jamais ne s'affoiblirent. Il conserva jusqu'au dernier soupir son caractère & son autorité; tout ce qui composoit son domestique lui étoit également soumis; ses esclaves le craignoient, ses enfans le respectoient, tout ce qui l'entouroit l'aimoit. Il maintint, en un mot, la discipline des anciennes mœurs, & fit honneur au nom Romain, en préservant sa famille de la contagion des modernes. Il est donc vrai que le vieil âge peut conserver une supériorité agréable, s'il est jaloux de ses prérogatives; si dans tous les cas il sait faire valoir ses droits; si sa foiblesse ne le trahit jamais. De même que je rends justice à quelques qualités estimables chez quelques jeunes gens, de même la jeunesse, ou plutôt la vigueur

» de l'esprit, me paroît extrêmement
» louable dans les vieillards ; car tant
» qu'ils savent la conserver, quoique le
» corps se ressente des effets de l'âge,
» la judiciaire n'en est pas moins tou-
» jours la même. Je m'occupe actuelle-
» ment du septième Livre de mes *Anti-*
» *quités*, ainsi que d'une ample Collec-
» tion d'anciens matériaux que je crois
» propres à mon objet. Je revois même,
» avec attention, & quelquefois les *Orai-*
» *sons* & *Plaidoyers* que je fis autrefois
» dans certaines causes capitales ; j'en-
» tretiens mes connoissances particuliè-
» res dans les sciences Augurales, Pon-
» tificales, ainsi que dans celles des Loix
» civiles, & trouve encore le tems de
» lire beaucoup de Livres grecs. J'use en-
» fin très constamment de la méthode *Py-*
» *thagoricienne*, pour exercer utilement
» ma mémoire, & ne manque point de
» me rappeller chaque soir tout ce que
» j'ai pu dire, entendre, ou faire pendant

» le cours de la journée. Tels sont les vrais » exercices de l'esprit, & au moyen desquels, ainsi que dans un char, l'homme, » pour-ainsi-dire, prend l'air. Et tant que » je m'en trouverai capable, je m'attristerai peu de la décadence du corps. » Je suis toujours aux ordres de mes » amis, j'assiste fréquemment aux plaids, » & me distingue même encore quelquefois dans des débats, où l'homme instruit triomphe plus aisément à l'aide » de ses facultés intellectuelles, qu'un » autre ne peut faire ailleurs à force de » bras. Mais si j'étois un jour assez malheureux pour me voir confiné dans » mon lit, incapable alors de me livrer » à mes occupations ordinaires, j'ose » croire pourtant que l'espérance de pouvoir bientôt les reprendre, suffiroit pour » me consoler & m'engager à prendre patience. Mais, grace au ciel, je n'entrevois encore aucun motif de crainte à » cet égard; j'ai été assez bon ménager

» de mon tems, pour me flatter de ne
» me pas reſſentir ſitôt du déclin de l'âge.
» Avec une telle conduite, l'homme
» verra tomber inſenſiblement ſur lui
» les années, il ne vieillira que par de-
» grés, & ſans preſque s'en apperce-
» voir, que dis-je? même en touchant
» à ſa fin, il en ſera de lui comme d'une
» maiſon, qui doucement s'écroule &
» tombe ſans bruit, & ſans faire mal à
» perſonne. »

Un tableau de cette eſpèce (il faut en convenir) en dit beaucoup plus contre l'objection dont je viens de parler, que tout ce que je pourrois jamais imaginer pour la défenſe de mon ſyſtême.

On doit encore, & ſur-tout obſerver, que pour pouvoir atteindre à la perfection de certaines ſciences, il faudroit une plus longue vie que celle dont les hommes, aſſez généralement, jouiſſent. Pour peu que nous jettions les yeux ſur les progrès dont elles ont été ſuſceptibles, nous ſerons forcés de convenir que nous les devons principalement à ceux d'entre les hommes qui ſe ſont conſtamment occupés de ces ſortes d'études pendant le cours de pluſieurs années. Les derniers Ouvrages d'*Ariſtote* ſont regardés comme les plus parfaits. Il en eſt de même de ceux de *Sénéque ;* & l'on ſait que c'eſt dans un âge très-avancé que l'un & l'autre les ont écrits. Nous pouvons en dire de même de nos Philoſophes modernes, tels que *Gaſſendi*, *Bacon* & *Newton.* L'âge tranquille & moins ſuſceptible de certaines paſſions, eſt ſans contredit le plus propre à la profondeur des réflexions d'où partent des lumières utiles à l'humanité, & deſquelles une mort prématurée nous auroit ſans doute privés. On ne pourra du moins pas nier que les inventions méchaniques, eu égard à l'art de guérir, ont beſoin d'une plus longue vie pour être portées à leur perfection ; & que nombre de découvertes également avantageuſes, telles que les Manufactures & autres, ne ſont reſtées au point où elles avoient été portées d'abord, que par la mort de leurs premiers inventeurs. Et que d'exemples n'en pourrions-nous pas rapporter !... Ajoutons à ceci, que l'entrepriſe d'un nouvel établiſſement quelconque, ſoit en défrichement, ſoit en plantations nouvelles; que les réformes entrepriſes de quelques ſociétés; que de ſoumettre enfin à l'ordre un grand Etat, d'y amener par degré un peuple qui depuis long-tems n'en avoit point ou peu connu, requièrent néceſſairement un eſprit de ſuite, ne peut guère être ſoutenu avec la vigueur & la conſtance requiſes pour l'amener à bien, que par la durée néceſſaire à des jours de celui qui en conçut le projet. Si *Louis XIV*, par exemple, eſt parvenu à changer preſque totalement la forme de la France, pourroit-on ne pas l'attribuer à la longueur de ſon règne, qui l'a mis dans le cas de voir réuſſir la plupart des projets qu'il avoit ou imaginés, ou qui lui avoient été ſuggérés pour parvenir à cette utile fin? Tandis que la mort prématurée du célèbre *Czar Pierre I.* a fait abandonner, ou mettre dans l'oubli, la plupart de ſes grandes idées, au point que ſes vaſtes Etats n'euſſent pas tardé à retomber dans leur précédente barbarie, c'eſt-à-dire dans l'eſpèce de nullité où ils ſembloient être avant ce grand homme, dans l'Europe, ſi par un de ces heureux hazards, auxquels il eſt difficile de pouvoir s'attendre, la plupart de ſes ſucceſſeurs n'euſſent pas perſiſté dans la pourſuite & l'exécution de ſes places?

Nous pouvons donc aiſément concevoir qu'une extenſion de vie, telle que celle que notre ouvrage exige, de mettre quelqu'un à portée de procurer un grand bien à l'humanité, loin de contribuer à ſurcharger la ſociété d'une race de vieillards, ne pourroit au contraire que lui faire acquérir de respectables têtes citoyennes, & telles qu'il les faut nécessairement pour hâter les vrais progrès des sciences, la perfection & l'exécution des découvertes relatives à la méchanique, ainsi que de contribuer, à tous égards, au bien-être des hommes.

Je crois donc, en un mot, être dans le cas de pouvoir conclure; qu'en partant des réflexions qu'a fait naître en moi l'ancienne inscription concernant *Hermippus*, j'ai non-seulement exercé, en l'amusant, mon imagination, ainsi peut être que celle des savans; &, en outre de leur avoir suggéré l'idée de plus d'une remarque à faire, indépendamment des miennes, & dont il est très-possible que mes semblables puissent, sans miracle, un jour se trouver bien. Eh! quel plaisir pour moi, si quelque habile & persévérant Physicien, que j'aurois eu le bonheur de mettre sur les voies de cette grande & glorieuſe entrepriſe, pouvoit, en ſe dévouant à la pourſuivre, voir ſes travaux couronnés d'un ſuccès digne de flatter & d'animer ſes eſpérances! Car enfin ſi la première idée de la recherche de la *Pierre philoſophale* a été généralement regardée comme un rêve, que de découvertes utiles, & de plus d'un genre, n'a-t-on pas dues à ceux qui, en s'attachant avec ténacité, à la trouvaille d'un objet prétendu chimérique, n'ont pas été trouvées, chemin faiſant, par plus d'un grand Philoſophe!

Quoiqu'on puiſſe après cela penſer de mon ſyſtême, je ne crois pas pouvoir affirmer de bonne-foi que je me flatte de l'avoir au moins rendu probable, en prouvant autant qu'il pouvoit être en moi, que l'*Anhelitus puellarum* eſt à beaucoup d'égards, le ſouffle de la vie; j'eſpère même en conſéquence être parvenu à détruire, ſans retour, quelques préventions faites pour affecter les ames même aussi honnêtes que sensées, quant à ce qui touche le terme prescrit par la nature à la vie humaine, & à la prétendue impossibilité de la prolonger par les secours de l'art. Je me suis également attaché dans le cours de cette Dissertation à recueillir sur ce sujet le sentiment de plusieurs grands hommes, qui ont pensé, ou m'ont paru penser ainsi que moi sur cet objet, & par-là fourni aux Lecteurs curieux l'occasion de sonder plus profondément leurs vraies opinions, & les mettre à portée de les justifier, à supposer qu'après mûres réflexions, ils pensent que je les aie mal interprêtées.

S'il étoit possible que ceci ne pût contribuer à jetter un plus grand jour sur cette matière, il se peut néanmoins qu'il puisse indiquer les moyens d'amener au jour plus d'une chose vraiment importante. Nous avons prouvé jusqu'à l'évidence, par nos citations des plus anciens Auteurs, que nombre de découvertes qui ont rendu les Modernes fameux, étoient déja connues aux Savans des premiers tems ; d'où nous pouvons raiſonnablement conjecturer, que bien d'autres choſes pouvoient leur être connues, & que nous n'ignorons pas moins, attendu qu'il eſt peu de contrées où les anciens monumens ſe rencontrent aujourd'hui. Nous ne diſconvenons pourtant pas moins des marques ſenſibles de l'excellence de leurs talens, qui ſurpaſſoient infiniment celle des talens modernes, & qui ne prouvent peut-être que trop qu'il eſt en effet dans les Arts de cette eſpèce bien des choſes maintenant perdues pour nous. C'eſt même un grand préjugé en faveur de l'Antiquité, que le plus ancien bâtiment du monde, c'eſt-à-dire, le Temple de *Théſée* à *Athènes*, ſoit éminemment le plus beau qui jamais ait été conſtruit ; qu'en fait de littérature même,

Homère & *Hypocrate* prouvent très-pleinement, qu'en fait de génie & d'industrie, les premiers âges n'ont point encore eu de rivaux.

Il eſt plus d'un chemin pour arriver au vrai ſavoir; nous y pouvons quelquefois auſſi-bien atteindre en reculant qu'en allant en avant, & profiter autant peut-être en découvrant la fauſſeté des préventions des Modernes, qu'en réfutant les erreurs des Anciens. Le grand Lord de *Vérulam* (le Chancelier *Bacon*) a très-bien obſervé qu'un grand ſavoir nous préſerve des erreurs dans leſquelles nous tombons ſouvent, pour n'en avoir par fois qu'un très-modique. Lorſque les Modernes commencèrent à connoître *Hérodote* & *Pline*, ainſi qu'à réfléchir ſur leurs Ouvrages, ils n'y virent que des choſes incroyables & pleines d'abſurdités; mais aujourd'hui, plus familiariſés avec la Philoſophie expérimentale, nous commençons à concevoir une meilleure opinion de ces Auteurs, & nous nous trouvons forcés d'avouer, qu'en bien des cas, la ſagacité peut tenir lieu d'expérience. Je ſuis pourtant prêt d'avouer, à mon tour, que dans quelques parties des ſciences, nous avons ſurpaſſé de beaucoup les Anciens; mais nous en croyons-nous infiniment plus prêts de la perfection? Et nos propres découvertes même ne le prouvent-elles pas? Nous croyons aux effets de la gravitation, nous voyons que tous le méchaniſme de l'Univers en eſt abſolument dépendant; mais la cauſe, juſqu'à préſent, en eſt-elle moins inexpliquable? N'en eſt-il pas de même de l'aiguille aimantée, inconnue à l'Antiquité; mais la cauſe de ſes variations en eſt-elle moins ſecrette? Nous avons travaillé ſans doute à découvrir, ainſi qu'à déterminer la cauſe de ces deux phénomènes, & même au point d'eſpérer qu'on pourra tirer un grand parti de nos conjectures; mais nous n'en ſommes pas moins, à cet égard, réduits au plus humiliant ſilence ! Si nous voulons nous préſerver d'être trompés, gardons-nous de toute eſpèce de bigotteries ; s'il ne faut pas que notre vénération pour les Anciens ſoit pouſſée trop loin, nous ne devons pas craindre d'uſer d'une honnête liberté envers les Modernes : ce n'eſt pas notre affaire de prodiguer notre admiration, mais de chercher à nous inſtruire.

Dans la même vue de parvenir juſqu'à la vérité, en préſentant l'objection que j'ai entrepris de traiter ſous différens aſpects, j'ai recueilli & ſincerement rapporté les opinions des autres, & raiſonné ſur elles avec la même franchiſe que je deſire qu'on raiſonne ſur les miennes. J'ai mis ſous les yeux du Lecteur les divers ſentimens des Aſtrologues, ainſi que des Philoſophes hermétiques, relativement à mon inſcription, en lui laiſſant la liberté de décider, s'ils ſont plus vraiſemblables que moi, ou ſi nous nous ſommes également trompés; c'eſt-à-dire, ſi cette même inſcription ne renferme peut-être pas un autre ſens ou ſecret caché, peut-être plus probable que nous ne l'avons imaginé. J'ai même propoſé, & propoſe encore, une recherche qui pourroit vraiſemblablement être très-utile; & après avoir prouvé ſans réplique, qu'il eſt poſſible, & même pratiquable, d'étendre le cours de la vie au-delà de ſes limites ordinaires, il en pourra de même réſulter un avantage aſſez réel & aſſez précieux, pour qu'une telle découverte ne ſoit pas regardée comme auſſi ridicule que frivole.

J'ai fait, tant pour mon propre amuſement que pour celui de mes Lecteurs, de fréquentes excurſions, eu égard aux paſſages les plus curieux, extraits des meilleurs & plus rares Ouvrages; & j'eſpère qu'on voudra bien le pardonner, à mon intention d'indemniſer mes Lecteurs de la peine & peut-être de l'ennui que pourroit produire en eux la lecture de ce Traité, & sur-tout à ceux mêmes que rien n'aura droit de convaincre de la vérité, ou de l'impossibilité de mettre mon systême en pratique. Je pourrai du moins dire, & pour mon Livre & pour moi-même, rien, de ce qui s'est pû trouver à ma portée pour tâcher de le rendre aussi agréable qu'utile, ne fut négligé de ma part, dans la vue de n'avoir rien à me reprocher à cet égard. Sur quoi j'ose concevoir l'espérance, que si quelqu'un le jugeoit digne de sa critique, il me feroit la grace de le traiter avec la même candeur & l'honnêteté dont moi-même ait, je crois, donné l'exemple dans cette Dissertation, & non pas avec cette pédantesque amertume qu'on n'apperçoit aujourd'hui que trop souvent chez certains *Zoïles* subalternes, d'autant plus avides de déterrer & de mettre au grand jour les défauts des autres, qu'ils se sentent

ſentent incapables de manifeſter en eux quelques qualités louables ; plus glorieux enfin de renverſer un édifice érigé par un autre, que de s'acquérir une renommée légitime, en tâchant d'en élever eux-mêmes une autre qui ſoit en effet plus eſtimable.

Je finirai par dire qu'on ne pourra du moins m'accuſer d'avoir été aſſez ridiculement vain pour avoir entrepris de vouloir démontrer, en dépit du ſens commun, ainſi que de l'intérêt de l'eſpèce hupèce humaine, une eſpèce de paradoxe, tels que l'*Encomium Moriæ* (l'Eloge de la Folie) l'*Apologie de l'Ivreſſe*, & autres ; mais au contraire, de n'avoir eu d'autre but que celui de l'utilité publique, & le deſir d'y pouvoir contribuer. Ce fut en partant des mêmes principes que notre célèbre Docteur *Hervey* établit & propoſa ſa doctrine concernant *la circulation du ſang ;* C'eſt également ſur la même bâſe que poſe la Philoſophie de notre grand *Iſaac Newton*, qui eſt peut-être la plus grande & la noble production de l'esprit humain. Dieu me garde pourtant d'avoir dessein de me comparer soit à l'un soit à l'autre de ces deux respectables personnages! Tout ce que j'ambitionne de la part de mes Lecteurs, en partant de ces remarques, est que si en établissant un nouveau systême quelconque, les plus grands génies ont desiré qu'on eût pour eux quelque indulgence, il ne leur semble pas étonnant, qu'eu égard à ma médiocrité, en comparaison d'eux, je puisse me prévaloir du droit d'en mériter bien plus encore!

ÉPILOGUE.

UN *Pyrrhonien* soutiendra,
» Que *telle chose* ne peut être ? »
Un Sage qui, bien cherchera,
Pourra la rencontrer peut être!

Fin du Tome second.

www.ingramcontent.com/pod-product-compliance
Ingram Content Group UK Ltd.
Pitfield, Milton Keynes, MK11 3LW, UK
UKHW021140260726
13994UKWH00001B/232